みんなの呼吸器
Respica

2022年夏季増刊

CHEST X-RAY YOMIKATA NOTE

テクニックいらずの
胸部X線
ヨミカタノート

人工呼吸管理中に見るべき変化がわかる！

編著

中島 幹男

救急振興財団 救急救命東京研修所　教授
都立広尾病院 救命救急センター

☑ 経口気管挿管チューブ
☑ 気管切開チューブ
☑ 中心静脈カテーテル
☑ 胃管
☑ 胸腔ドレナージチューブ
☑ 食道内圧測定バルーン
☑ スワン・ガンツカテーテル
☑ V-V ECMO
☑ IABP
☑ IMPELLA

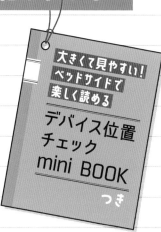

大きくて見やすい！
ベッドサイドで
楽しく読める

デバイス位置
チェック
mini BOOK
つき

メディカ出版

INTRO
DUCTION
はじめに

　集中治療室では、ほぼ毎日のように胸部 X 線写真が撮影されます。医師だけでなく、看護師、臨床放射線技師、臨床工学技士、理学療法士の皆さんも見る機会があるでしょう。しかしながら、胸部 X 線写真について系統だった読影の教育を受けた医療従事者は多くなく、日々の画像所見やデバイスの位置など、何となく見ていることが多いように思います。そんな読者に学術的というよりも、端的にわかりやすく、楽しく学んでもらえるように本書を企画させていただきました。

　内容は欲張らずにポータブル胸部 X 線写真に特化し、鑑別のテクニックやハイレベルな専門用語の解説はなるべく最小限に、ベッドサイドで役立つ読影の知識や楽しく読みこなすポイントを解説してもらいました。執筆陣は画像診断の専門家というよりも、日々最前線で患者と画像に向き合っている新進気鋭の救急・集中治療の先生方にお願いしました。

　また、特別企画として、切り離して使えるデバイス位置チェック mini BOOK も付けました。ベッドサイドやナースステーションのテーブルに常にぶら下げておき、すぐに参照でき、後輩指導などに使っていただけるようになっています。

　本書が胸部 X 線写真に触れ合う最初のきっかけになれば幸いです。

中島幹男

救急振興財団 救急救命東京研修所　教授
都立広尾病院 救命救急センター

テクニックいらずの

胸部X線 ヨミカタノート

人工呼吸管理中に見るべき変化がわかる!

みんなの呼吸器
Respica
2022年夏季増刊

CONTENTS

STEP 1. 胸部X線写真を読む前に 知っておきたいこと

STEP 2. デバイスの位置異常は ここを見る!

STEP 3.

人工呼吸管理中の
経時的変化と異常陰影

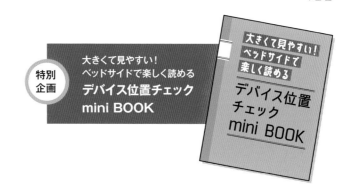

特別
企画

大きくて見やすい!
ベッドサイドで楽しく読める
デバイス位置チェック
mini BOOK

大きくて見やすい!
ベッドサイドで
楽しく読める

**デバイス位置
チェック
mini BOOK**

表紙・デザイン　創基　市川 竜
イラスト　K's Design　谷村圭吾

執筆者一覧

編著　中島幹男　救急振興財団 救急救命東京研修所　教授／都立広尾病院 救命救急センター

STEP 1. 胸部X線写真を読む前に知っておきたいこと	1,3	三輪　槙	都立広尾病院 救命救急センター
		中島幹男	
	2	大髙俊一	国際医療福祉大学成田病院 救急科
	4	佐藤利栄	島根大学医学部 救急医学講座
		岩下義明	同
	5	方山真朱	自治医科大学 麻酔科学・集中治療医学講座 集中治療医学部門
	6	上條　泰	信州大学医学部附属病院 高度救命救急センター
	7	平木咲子	独立行政法人国立病院機構 災害医療センター 放射線科
		岡田遥平	京都大学大学院医学研究科 予防医療学分野
STEP 2. デバイスの位置異常はここを見る！	1,2	大村和也	国際医療福祉大学成田病院 麻酔・集中治療科
	3,4	古谷賢人	静岡県立総合病院 救急科
		太田啓介	同 集中治療科／急変対応科
	5	小林真弓	浜松医科大学医学部附属病院 麻酔科・集中治療部
		青木善孝	同
	6	横須賀哲哉	都立広尾病院 呼吸器外科
	7	中島幹男	
	8	姉崎大樹	浜松医科大学医学部附属病院 麻酔科・集中治療部
		青木善孝	同
	9	角谷隆史	済生会宇都宮病院 救急・集中治療科 栃木県救命救急センター
		小倉崇以	同
	10,13	平木咲子	
		岡田遥平	
	11,12	三角香世	済生会宇都宮病院 救急・集中治療科 栃木県救命救急センター
		小倉崇以	同
STEP 3. 人工呼吸管理中の経時的変化と異常陰影	1	田中亜美	東北大学医学系研究科 麻酔科学・周術期医学分野
		岩崎夢大	同
	2	笹沢俊吉	杏林大学医学部 救急医学教室
		中島幹男	
	3	木村祐也	埼玉県済生会加須病院 循環器内科
	4,5	飯塚祐基	東京都立墨東病院 集中治療科
		加茂徹郎	同
	6	入間田大介	東北大学医学系研究科 麻酔科学・周術期医学分野
		岩崎夢大	同
	7	神後宏一	順天堂大学医学部附属順天堂医院 呼吸器内科
		近藤　豊	順天堂大学医学部附属浦安病院 救急診療科
	8	富永直樹	さいたま市立病院 救命救急センター
		久野将宗	日本医科大学多摩永山病院 救命救急科
	9,11	三輪　槙	
		中島幹男	
	10	藤内　研	自治医科大学 麻酔科学・集中治療医学講座 集中治療医学部門
	12	中山龍一	札幌医科大学 救急医学講座

STEP 1.

胸部X線写真を読む前に知っておきたいこと

読影のための撮影条件の基礎知識

都立広尾病院 救命救急センター　**三輪　槙**

救急振興財団 救急救命東京研修所／都立広尾病院 救命救急センター　**中島幹男**

KEY POINT

✓　ポータブル撮影での胸部X線写真は、仰向けで撮るとき（臥位）と、座って撮るとき（坐位）があります。図1は臥位で撮影した写真で、図2は同じ患者がほぼ同じタイミングで撮影した同じ患者の立位の写真です。2枚を比べると、何が違うでしょうか？ これらの撮影条件による違いを意識しながら、ポータブルX線写真をマスターしましょう。

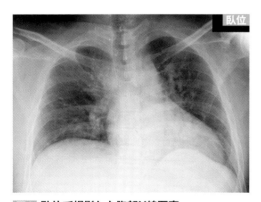

図1 臥位で撮影した胸部X線写真

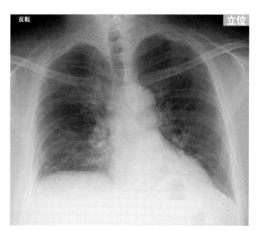

図2 立位で撮影した胸部X線写真（図1と同症例）

心臓が大きく見える

　まず目に入るのが心臓です。心臓の大きさが2つの写真で全然違うことは、パッと見たときに気がつくと思います。同じ人の同じタイミングの写真なのに、こんなに大きさが違うのはどうしてでしょうか？

　図3は臥位または立位で撮影するときのイメージ図です。心臓の高さでの体の輪切りだと思ってください。立位の場合は専用の撮影室で後（Posterior）から前（Anterior）に向けてX線が出て、前にあるフィルムに投影されます（後前撮影もしくはPA撮影と呼びます）。健診で

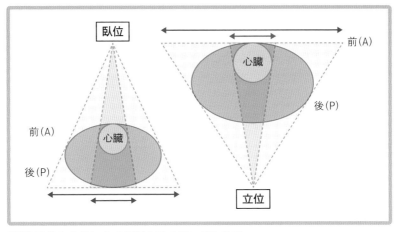

図3 臥位と立位による撮影方法の違い（模式図）

皆さんも経験しますよね。一方でポータブル撮影では前から後に向けてX線が出て、体の後に敷いたフィルムに投影されます（前後撮影、AP撮影）。

　心臓は体の少し前側に存在するため、フィルムに写る心臓の影の大きさは、立位と比べて臥位では大きくなります。実際には心陰影は15〜20％拡大すると言われています[1]。胸部X線写真で心拡大の評価をすることがありますが、異なる撮影条件同士の画像では比較しにくいことがわかります。

縦隔がやや幅広に

　縦隔も心臓と同じように、立位と比べて臥位の撮影ではやや大きく見えます。これも撮影方法による拡大率の違いによるもので、上大静脈や右房が張り出して見えます（**図4** ⇨）。臥位の撮影では縦隔拡大は判断しにくいので注意が必要です。

肩甲骨の存在感

　肺野に目を移してみましょう。**図1・2** の肺野の上の方を見ると、**図1** は白っぽく、**図2** の方が黒っぽく見えます。この白さの違いは肩甲骨の影響です。**図1** では肩甲骨が肺野に重なって写って見えるのです。臥位は寝ている状態でそのまま撮影するので、このように肩甲骨が写り込んでしまいます。

　立位の肩甲骨の位置は、健診のときにどのようなポーズをとるか思い出してみましょう。撮影装置を抱くように肩を広げてポーズをとるように指示されますね。そうすることで肩甲骨は

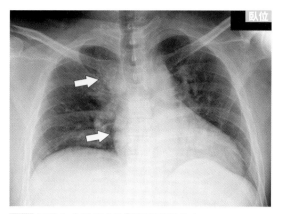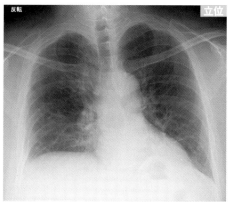

図4 臥位と立位による「縦隔」の見え方

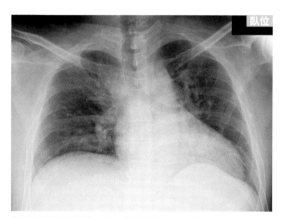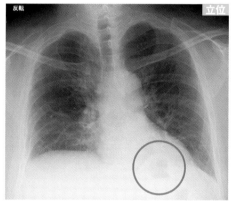

図5 臥位と立位による「胃泡」の見え方

肺野にかからず端の方に写るだけなので、肺野が評価しやすくなるのです。

胃泡が見えない

　横隔膜の下の方を見てみましょう。図5に示した横隔膜の下にある黒く丸いものは何でしょうか？ これは胃の中の空気（胃泡）です。空気は重力に従って液体より上に溜まります。立位であれば胃の中で上に貯まるのでX線写真で液体面との境界がはっきり写りますが、臥位では胃全体に均一に広がるため境界線は見えません。

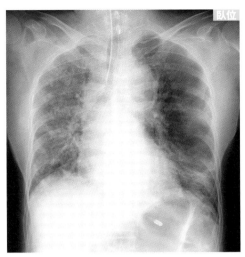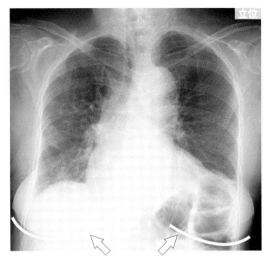

図6 臥位と立位による「乳房」の見え方

乳房がはっきり見えない

　引き続き横隔膜の下のあたりを見ていきましょう。 図6 に矢印で示したラインは何でしょうか？ 立位撮影ではよく見えますが、臥位撮影ではよくわかりません。これは女性の乳房です。乳房のラインがよく見えれば立位、鮮明に見えなければ臥位で撮影したことがわかります。

肋骨と肺尖の位置関係が変わる

　臥位の 図1 と立位の 図2 を比べると、なんとなく 図1 では「上の方が混み合っている」感じがしませんか？ これは肺尖部と肋骨の位置関係が変わって写り方が違って見えてくることが原因です。

　第1肋骨と第2肋骨の上外縁が交差する左右の点を結んだ線を作ってみます（図7）。すると、臥位では肺尖部が線よりも上に、立位では肺尖部が線よりも下に見えます。臥位で撮影された画像の92％が、この線より上に肺尖部が見えると言われています[1]。

　ここまでのポイントが、ポータブル撮影された臥位の胸部単純X線写真を読影するための最低限の解剖の知識です。立位と臥位の違いを意識しながら、心臓の大きさや肺野の透過性などを日々見てみましょう。

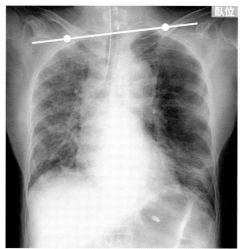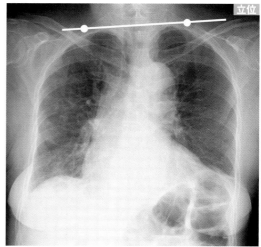

図7 臥位と立位による「鎖骨」の見え方

臥位と坐位

　冒頭で述べたように、ポータブル撮影での胸部X線写真には臥位と坐位があります。坐位で撮影した写真は、今まで見てきた臥位の写真と立位の写真のちょうど中間のような写真になります。心臓や縦隔はやや大きく見え、胃の空気や乳房のラインは写ったり映らなかったりします。肩甲骨はそのときの手の広げ方次第ですが、やはり立位よりは肩甲骨が肺野の中に写り込んできます。

　同じ胸部単純X線写真でも、臥位・坐位・立位ではかなり見え方が変わってきます。そのため、比較するときはどの体位で撮影されたかを確認することは重要で、しばらく入院している患者では、日々同じ条件で撮影された画像同士を比較すると変化に気が付きやすいです。ただし立位の画像が最もきれいな画像になるので、ポータブルではなく検査室での立位撮影が可能となった際は、オーダーを変更するのを忘れないようにしましょう。

引用・参考文献
1）大場覚. 胸部X線写真の読み方. 第2版. 東京, 中外医学社, 2001, 1-2.

撮影の目的・頻度

国際医療福祉大学成田病院 救急科　**大髙俊一**

KEY POINT

✓ ポータブル胸部X線写真はルーチンで撮影する検査ではありません。

✓ 人工呼吸管理中の患者であってもポータブル胸部X線写真はルーチンでの撮影は行いません。

✓ 人工呼吸管理中の患者における不要なポータブル胸部X線写真の削減は、医療安全や医療資源の節約にもつながります。

はじめに

　読者の皆さんの病院の集中治療室では、ポータブル胸部X線写真を撮影する頻度はどの程度でしょうか？ 2013年3月に日本集中治療教育研究会（JSEPTIC）臨床研究委員会がインターネット上で集中治療に関わる医療従事者（n = 136）にアンケートを行ったところ、全例で毎日撮影すると答えた人が21％、気管挿管されている症例では27％が毎日撮影すると回答していました[1]。これらを合わせると、集中治療室で人工呼吸管理中の患者の約半数に対して、その病状にかかわらず、毎日ポータブル胸部X線写真を撮影しているということになります。この結果は、皆さんの施設の現状と比較してどうでしょうか？

　米国放射線科医学会（American College of Radiology；ACR）では胸部X線写真のガイドラインを発行しています。実は、2008年のガイドラインまで人工呼吸管理中の患者にはその臨床状況にかかわらず、毎日のポータブル胸部X線写真撮影が強く推奨されていました[2]。しかしながら、そのようなルーチンの検査は患者の転帰や入院期間、人工呼吸期間を改善しないことが後にわかってきました。

　当時の慣習がまだ残っていたり、さらには「集中治療室の患者」全例にポータブル胸部X線写真撮影が必要、と記憶違いをしたまま、漫然とケアが行われていたりしないでしょうか？

　本稿では、2021年に発表された集中治療室の患者における胸部X線写真についてのACRのガイドラインを主に参照して、その目的、タイミング、頻度を考えていきたいと思います[3]。

ポータブル胸部X線写真の撮影の目的・頻度

ポータブル胸部X線写真撮影の対象となる患者を以下のように分類し、それぞれ考えてみます。
・集中治療室に入室時の患者
・臨床状態が悪化傾向にある患者
・デバイス（気管チューブ、中心静脈カテーテル、経鼻胃管、胸腔ドレーン）挿入後の患者
・胸腔ドレーン抜去後の患者
・人工呼吸管理中の患者
・臨床状態が安定した患者

集中治療室に入室時の患者

入室までの状態や行った処置、移動に伴う変化の確認、また今後の比較対象とするためのベースライン（基準）として行われます。ACRのガイドラインでは、ポータブル胸部X線写真を患者の入院時に撮影することは、「通常、適切である」と評価しています[3]。日本では状態が安定した患者のポータブル胸部X線写真は朝に撮影するケースが多く、入室時間によっては、翌朝の撮影とする施設が多いと思われます。

臨床状態が悪化傾向にある患者

肺炎、気胸、血胸、胸水貯留、無気肺、肺水腫、デバイスの位置異常（特に気管チューブや気管切開チューブ）といった臨床状態の悪化を起こす疾患のスクリーニングを目的に行われます。ACRのガイドラインでは、臨床状態が悪化傾向にある患者のポータブル胸部X線写真撮影は、「通常、適切である」と評価しています[3]。

デバイス挿入後の患者

以下、集中治療室で頻回に見かけるデバイスである気管チューブ、中心静脈カテーテル、経鼻胃管、胸腔ドレーンの挿入後のポータブル胸部X線写真撮影について述べます。

気管チューブ挿入後

気管チューブが適切な位置に挿入されているかどうかの確認の目的で行われます。気管チューブ挿入後の留置位置の異常は、12〜15％程度と報告されています[4]。気管チューブの位置異常の予測で身体所見と胸部X線写真を比較した研究では、胸部X線写真の方が優れており、気管チューブ挿入後の胸部X線写真は必要であると考えられています[5]。

中心静脈カテーテル挿入後

中心静脈カテーテルが適切な位置に挿入されているか、また手技に伴う合併症のスクリーニングの目的で実施されます。中心静脈カテーテル挿入後の留置位置の異常は約10％に見られ、気胸が見られたのはごく一部の患者であったとの報告があります[4]。さらに気胸のリスクが高い鎖骨下静脈からの中心静脈カテーテル挿入の機会減少や、エコー下での中心静脈カテーテルの挿入が一般化しており、よりリスクは減少した可能性があります。しかしながら、人工呼吸器で陽圧換気中の患者や呼吸・循環予備能の少ない患者が対象である集中治療室では早期に発見したい重大な合併症であり、必要な検査と考えられています。

経鼻胃管挿入後

経鼻胃管が適切な位置に挿入されているかどうかの確認の目的で行われます。胸部X線画像検査は経鼻胃管の留置位置確認では標準となっており、必須の検査といえるでしょう[6]。注意点として、当然ですが、X線写真によって確実に位置異常が発見されるというわけではありません。なんと誤挿入した事例の45％は撮影した胸部X線写真の誤った読影があったと報告されています。約1％に重大な経鼻胃管の留置位置の異常が見られたとする報告があります[4]。栄養剤の肺への注入や、気管の穿孔など臨床的に重大な合併症につながりかねず、経鼻胃管挿入後の胸部X線写真は必要な検査と考えられています。

胸腔ドレーン挿入後

胸腔ドレナージチューブの位置確認、ドレナージの成功可否、挿入による合併症のスクリーニング（血胸、周辺臓器の損傷）の目的で行われます。約10％に胸腔ドレーンの留置位置の異常が見られたという報告があります[3]。胸腔ドレーン挿入後は、胸部X線写真を撮影することが推奨されています。

総合して、これら新規のデバイス挿入後の胸部X線写真撮影はACRのガイドラインでも「通常、適切である」と評価しています[3]。しかしながら、各デバイス挿入後の初回撮影以降における日々の位置確認のためのフォローアップの画像は「臨床的に問題がなければ不要である」とも評価しています[3]。

デバイス抜去後の患者

ACRのガイドラインでは、胸腔ドレーン抜去後のルーチンのポータブル胸部X線写真撮影は不要としています[3]。過去の研究により、合併症のリスクが低く、また臨床的に予測可能であることがわかっています。ほかのデバイスも同様で、臨床的に必要な場合にのみ実施するように推奨されます。

人工呼吸管理中の患者

2013年のACRのガイドライン以降、人工呼吸管理中の患者にルーチンのポータブル胸部X線写真の撮影は、「通常、適切でない」と評価しています[4]。人工呼吸管理中の患者に対してポータブルX線写真を臨床的に必要な際のみに撮影することで、ルーチンに撮影した場合と比較して、ケアの質や安全性を低下させることなく、胸部X線写真を32％減少させることができたという報告があります[5]。

臨床状態が安定した患者

ACRのガイドラインでは、集中治療室の患者で明らかな適応（新規のデバイス挿入や臨床状態の悪化など）がなければ、ポータブル胸部X線写真撮影は、「通常、不要である」と評価されています[3]。ポータブル胸部X線写真撮影をルーチンに実施する患者群と、臨床的に必要と判断したときに実施する患者群とに分けて比較した研究が複数実施されていますが、死亡率や人工呼吸期間、そのほかの有害事象に影響はなく、安全に実施回数を減らすことができているとしています[7]。

やはり、検査一般にいえることですが、ポータブル胸部X線写真も目的を持ってオーダーすべきです。無意識に検査をオーダーしすぎて、「ポータブル胸部X線写真を撮影したけど、結果を確認するのを忘れていた」なんてことは…ないですよね？

おわりに

集中治療室でのポータブル胸部X線写真は、臨床経過や治療・手技による合併症のモニターやスクリーニングのためには今後も不可欠な検査です。しかし、特に臨床状態が安定した患者では不要な検査である可能性があります。国際的には、ポータブル胸部X線写真撮影は毎日実施するという頻度から、徐々に臨床的な必要性に応じて行うべきという流れに移行してきています。米国で行われた研究で、毎日のルーチンのポータブル胸部X線写真撮影を中止し、入院時や中心静脈カテーテル挿入後などの特定の状況でのみ実施することを強調するように、オーダーのプロトコールやワークフローの変更、教育を行ったところ、37％の検査が減少したという報告があります[8]。

前述のように、集中治療室で行うポータブル胸部X線写真撮影は必要なときだけに制限しても、患者の予後に影響しないとされています。またそれ以外にも、撮影のためのマンパワーや医療費といった医療資源の削減にもつながります。

患者の状態別に、この検査の目的と要否についてまとめました（表1）。本稿が毎日のポータブル胸部X線写真撮影が本当に必要かどうか、再考するきっかけになればうれしく思います。

表1 患者の状態別ポータブル胸部X線写真撮影の目的と要否

患者状態	目的	要否
集中治療室に入室時の患者	初期評価、ベースライン	必要
臨床状態が悪化傾向にある患者	疾患スクリーニング	必要
デバイス挿入後の患者	合併症スクリーニング	必要
胸腔ドレーン抜去後の患者	—	不要
人工呼吸管理中の患者	—	ルーチンには不要
臨床状態が安定した患者	—	不要

引用・参考文献

1) 日本集中治療教育研究会．臨床研究委員会アンケート．http://www.jseptic.com/rinsho/questionnaire.html
2) Gershengorn, HB. et al. Trends in Use of Daily Chest Radiographs Among US Adults Receiving Mechanical Ventilation. JAMA Netw Open. 1(4), 2008, e181119.
3) Expert Panel on Thoracic Imaging, Laroia, AT. et al. ACR Appropriateness Criteria® Intensive Care Unit Patients. J Am Coll Radiol. 18(5S), 2021, S62-S72.
4) Amorosa, JK. et al. ACR appropriateness criteria routine chest radiographs inintensive care unit patients. J Am Coll Radiol. 10 (3), 2013, 170-4.
5) Hejblum, G. et al. Comparison of routine and on-demand prescription of chest X-radiographs in mechanically ventilated adult: a multicentre, cluster-randomised, two-period crossover study. Lancet. 374(9702), 2009, 1687-93.
6) Fan, EMP. et al. Nasogastric tube placement confirmation: Where we are and where we should be heading. Proceedings of Singapore Healthcare. 26(3), 2017, 189-95.
7) Suh, RD. et al. ACR Appropriateness Criteria® Intensive Care Unit Patients. J Thorac Imaging. 30(6), 2015, W63-5.
8) Scott, J. et al. Restricting Daily Chest Radiography in the Intensive Care Unit: Implementing Evidence-Based Medicine to Decrease Utilization. J Am Coll Radiol. 18(3 Pt A), 2021, 354-60.

読影のための解剖の基礎知識

都立広尾病院 救命救急センター **三輪 槙**

救急振興財団 救急救命東京研修所／都立広尾病院 救命救急センター **中島幹男**

KEY POINT

✓ ベッドサイドで撮影されたポータブルX線写真を読影するための最低限の解剖を勉強しましょう。

坐位で撮影されたポータブルX線写真

図1 は坐位で撮影されたポータブルX線写真です。Step1-1 （→p.8） で解説したように立位で撮影された画像と見え方が違う部分はありますが、基本的な解剖は同じです 図2 。に代表的な正常構造物を記載しました。 図1・2 から押さえておくべき基本的な解剖について順に見ていきましょう[1, 2]。

気管・気管支

まず中央に見えてくる黒い「人」の形。これが気管・気管支です。きれいに「人」の形の気管分岐部が見えれば問題ありませんが、気管・気管支を圧排する血腫や気腫がないか、気管・気管支の断裂や狭窄がないか、気管分岐部角の開大がないかを評価します。

肺野（胸腔と肺実質）

肺野では胸腔と肺実質に着目します。胸腔では気胸や液体貯留（胸水・血胸）の有無を評価し、肺実質では粒状影や浸潤影の有無などを評価します。肺野では透過性（黒さ）の左右差を意識して読影するようにしましょう。異常陰影についての詳細はStep3（p.113～）を参照してください。

縦隔

右側の上の方は上大静脈、下の方は右心房のラインが見えます。左側では上から大動脈弓、

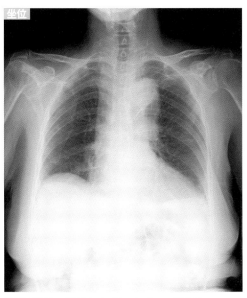

図1 坐位で撮影したポータブルX線写真

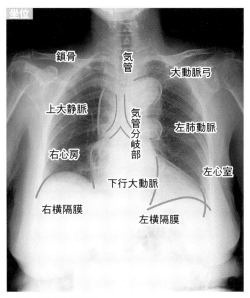

図2 解剖学的構造

左肺動脈、左心室のラインが見えます。心臓の裏（後）には下行大動脈のラインも見えます。これらのラインのどれかが途中で追えない場合、そこには「何か」が存在していると考えられます。いわゆる「シルエットサイン」というものです。

　縦隔が拡大している場合、大動脈解離による縦隔血腫や縦隔腫瘍の存在が考えられます。縦隔の中に線状の黒い部分があれば縦隔気腫かもしれません。新型コロナウイルス感染症（COVID-19）肺炎でもときどき見られるので注意しましょう。

横隔膜

　左右の横隔膜を見てみましょう。端から端まで追えますか？ 横隔膜のラインが追えない場合は、横隔膜に接して浸潤影や胸水があることを示唆します。横隔膜の左右の高さを見ると右は肝臓があるためやや高くなっていますが、異常なほどの差はないでしょうか？ 横隔膜の挙上の正常範囲は、臥位の深呼気時（最も横隔膜が挙上するであろうタイミング）でも第4肋間までとされます。

　左右の端は角がきれいに現れていますか？ 胸水が貯留している場合には、角は鈍角となります。逆に横隔膜のあたりに空気が見える場合、それはいわゆるfree airで、消化管穿孔を考える所見になります。

骨

　胸郭を形成する肋骨はもちろんですが、ほかに鎖骨・胸骨・上腕骨・肩甲骨が写ってきます。胸骨は側面がないのでやや評価しにくいです。各骨の粗大な骨折はポータブル撮影でもわかります。

軟部組織

　胸郭の外にある軟部陰影もしっかり評価しましょう。気胸に伴う皮下気腫や、外傷で見られる血腫や、偶発的に軟部腫瘍が写ることがあります。

デバイス

　人工呼吸管理中の患者には複数のチューブ・カテーテル類が入っているので、それらのデバイスが正しい位置にあるかを確認することはとても大切です。胸部X線写真を撮影する目的の一つはデバイスの位置確認です。図3では、気管チューブ・胃管・中心静脈カテーテルが挿入され、心電図モニターがついています。気管チューブの先端は両鎖骨の下端よりも下で、気管分岐部から2cm上までの範囲内にあることが適切とされます（その真ん中で言うと、p.53にあるように気管分岐部から3〜5cm口側になります）。胃管は胃泡の中にあること、中心静脈カテーテルは上大静脈に留置されることが推奨されています[3, 4]。デバイス確認の際には、画像の濃度・コントラストなど条件を変えると見やすいこともあります。これらデバイスの位置異常についての詳細はStep2（p.49〜）で確認しておきましょう。

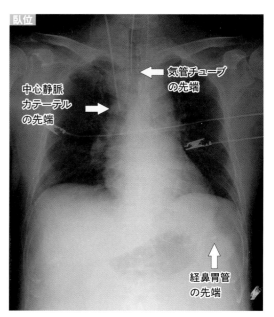

図3 チューブ・カテーテル類の位置確認も忘れずに

読影のための解剖の基礎知識

おわりに

　胸部X線写真の読影では、順番を決めて左右を比べながら頭側から尾側まで見ていくことで、見落としがなくなります。読影の順序には、まわりから中心部に向かって読み進めていく方法や「小三J読影法」、「外傷初期診療ガイドラインJATEC™」が推奨する方法[1]、「カゲ7」で読む方法[5]など、さまざまなものが提唱されています。上記の解剖を意識して、自分なりの読影の順序を決めておくとよいでしょう。

引用・参考文献
1）日本外傷学会ほか監修. 外傷初期診療ガイドラインJATEC. 改訂第6版. 東京, へるす出版, 2021, 81-2, 91-2.
2）畠中睦郎. めざせ！ 基本的読影力の向上：胸部X線写真. 改訂第2版. 京都, 金芳堂, 2009, 8-9.
3）Schuster, S. st al. The carina as a landmark in central venous catheter placement. Br J Anaesth. 85(2), 2000, 192-4.
4）Albrecht, K. et al. Applied anatomy of the superior vena cava-the carina as a landmark to guide central venous catheter placement. Br J Anaesth. 92(1), 2004, 75-7.
5）中島幹男. 胸部X線カゲヨミ～「異常なし」と言い切るために. 東京, 羊土社, 2019, 168p.

○4 身体所見との対比

島根大学医学部 救急医学講座　**佐藤利栄**
同　**岩下義明**

はじめに

　われわれはなぜ身体所見をとるのでしょうか。なぜ検査をするのでしょうか。

　われわれの仕事は、探偵のようなものです。今患者の身体の中で起きている病態を推理し、状況・問診・身体診察で得た情報からその「推理」が正しいかどうかを検証するために検査を行います。その検査結果を、先入観を持たず客観的に検討し、矛盾なく病態を説明する仮説を立て、これに基づき治療を行います。病態を考える際には、解剖学的にどの臓器のどの組織で、どんな病理学的な変化が起きているのかを整理します。身体所見は病態の「結果」なので、身体所見には解剖学的・病理学的な病因のヒントが隠されているはずです。

　検査は漫然と行うのではなく、特定の疾患や病態を確定する、もしくは否定するという目的を明確にし、所見や結果を想定した上で行います。われわれは、「医学」という科学を扱う「科学者」です。病歴・身体所見・検査結果という「証拠」をもとに、常に科学的に判断・行動したいものです。

　患者に何か問題が起きたとき、状態が変化したとき、その変化をいち早く察知することは非常に重要です。同時に、患者の身体の中で何が起きているのか、その問題が起きている臓器と病態を常に考えるクセを付けましょう。はじめは努力が必要かもしれませんが、努力を続ければ、きっと考えることが楽しくなってくるはずです。病態がわかれば出された指示の意味が理解でき、意味がわかれば治療への反応性を、患者に一番近くにいる皆さんが一番よく体感できるはずですから！

身体観察と検査の役割

身体所見と検査それぞれの長所・短所

　身体所見も検査も完璧ではありません。それぞれ得意・不得意があり、両者に限界があります（表1）。

表1 身体所見と胸部X線写真の長所・短所

	身体診察	胸部X線写真
長所	・費用がタダ ・機械や検査キットが必要ない ・どこでも所見を取れる ・その場で評価できる（迅速性） ・頻繁に繰り返し評価できる ・非侵襲的 ・静的ではなく動的である	・客観的である ・所見は判定者の技術に左右されない ・ほかの医療者と共有できる
短所	・正しい評価には技術と経験が必要 ・判定者により基準が異なる ・判定者により検出されたりされなかったりする	・費用がかかる ・撮影機械が必要 ・撮影場所が限定される ・頻繁な繰り返しができない ・被曝する ・静的評価である

　身体所見を正しく取ることは非常に重要ですが、そのためには知識だけでなく経験を積む必要があります。身体所見は主観的です。判定者によって陽性閾値が異なり、基準化は困難です。経験を多く積んでも、自分の取った身体所見を過信すべきではなく、病歴やほかの身体所見、検査結果などを総合的に考慮し、病態を考察すべきです。一方で、身体所見はいつでも繰り返し評価することが可能なので、日々刻々と変化する病態評価や治療効果判定に有用です。また、疾患・病態特異的な身体所見は多いため、事前確率の高い必要な検査を効率的に選択するのに役立ちます。

　検査は身体所見よりも客観性が高いです（ただし、その解釈には判定者の知識や経験が影響することに留意しなくてはなりません）が、侵襲性があり特殊な検査機器を必要とする場合も多いため、短期間に何度も繰り返し評価することは難しいといえます。

胸部X線写真の有用性と身体観察

　近年ではほぼすべての患者に対し、臨床所見がない場合でも病変の除外目的として入院時の胸部X線写真の撮影が慣習となりました。しかし、このスクリーニング検査で得られるものは少ないと言われています。また、胸部X線写真で予後の改善が見込める患者は、注意深い身体所見によって病変が確認でき、喘鳴・気管支音・ラ音・呼吸音減弱といった肺の聴診所見がないことは、胸部X線写真上での肺炎を95％以上の確度で除外できるとされています。

　患者の胸部の評価において、胸部X線写真は客観的データとして有用です。しかし完璧ではなく、思慮深く熟練した医師による診察に取って代わることはできません。胸部X線写真はあくまでも影絵であり、わかることは限定的であることを忘れてはなりません。

　ポータブル胸部X線写真は肺底部の可視化が苦手であり、ポータブル胸部X線写真では検知

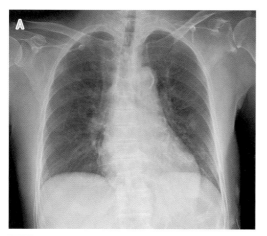
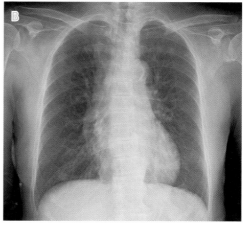

図1 ポータブル胸部X線写真（A）および立位での胸部X線写真（B）

A：ポータブル写真では心拡大があるように見えますが、B：立位での胸部X線写真では正常です。

できない病変が胸部CTで指摘されることはよくあります（もちろん胸部CTも検査の一つであり、完全ではないことに留意しておくべきです）。

　また、ポータブル胸部X線写真では心臓のサイズを大きく見せる特徴があります。APフィルムでは心臓の状態を正確に評価するのは困難ですが、ポータブル胸部X線写真はほぼAP撮影であるためです（**図1**）。

　ある状況においては胸部X線写真よりも身体観察の方が優れています。放射線では検知できなくても、聴診器や観察者の視覚や触覚では検知できるものもあります。例えば、**図2**は喘息発作の患者の胸部X線写真です。胸部X線写真では明らかな異常所見は認めませんが、身体所見では喘鳴が著明でした。

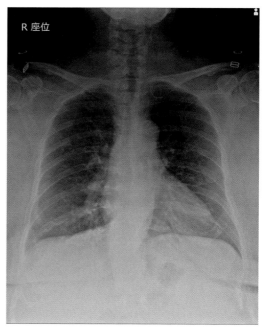

図2 喘息発作の患者の胸部X線写真

浸潤影や胸水貯留などの異常所見は見られませんでしたが、身体所見上は喘鳴が著明で、全肺野で呼気時および吸気時のwheezeを認めました。

　また、心臓後部の胸部は胸部X線写真で正確な所見を得るのは難しく、この部分を調べるた

めには側面像が望ましいのですが、ベッドから動けない患者では側面像撮影が困難です。一方、聴診では胸部X線写真では検出が困難な残存肺に起きている変化が検出可能です。

身体所見からわかること

視診・触診・打診・聴診・聴打診の代表的な所見を **表2～5** にまとめました。各所見のポイントを示します。所見を取る際は特に左右差を意識するようにしましょう！

視診（**表2** →p.27）

通常、胸部は吸気で拡張します。この原則により、片側に病変がある場合は疾患のある側を同定できます。また、それぞれの側の陰性の吸気の胸腔内圧は左右に等しくかかるため、気管は正中位に保たれています。この圧力（陰圧）のバランスが崩れることにより対称性が失われます。

触診（**表3** →p.28）

硬い物質（コンソリデーションのある肺）は気体（正常肺）より音の振動をよりよく伝達します。また、胸水や胸膜肥厚といった病変は触覚振盪音を減弱させます。

聴診（**表4** →p.29～30）

気流がなければ呼吸音は聴取されません（例：気管支閉塞）。また、呼吸音が聴診器まで到達しなくても呼吸音は聴取されません（例：胸膜疾患）。

聴診時は、①強弱、②タイプ、③聴取のタイミング（吸気相or呼気相）、④音の高さと性質、⑤副雑音に注目します。また、必ず左右差を意識しながら、自身が今まで経験したすべての呼吸音のバリエーションを思い出し、今聞いている呼吸音と比較しましょう。

①強弱

呼吸音の強さについてはBSI（Breath Sound Intensity）スコアというものがあります。BSIスコアは、6つの領域で聴取した呼吸音を0点から4点で点数化し合計したものです。（詳細は成書を参照してください）。

②タイプ、③聴取のタイミング（吸気相or呼気相）

呼吸音には、肺胞呼吸音と気管呼吸音があります。肺胞呼吸音は肺野末梢で聴取する正常の呼吸音であり、「聴取できないとき」に重要な意味があります。肺に病的変化が生じると、肺胞呼吸音が減弱・消失し気管支呼吸音のみ聴取されるようになります。

また、肺胞呼吸音は呼気に比べて吸気で長く大きく聞こえる一方、気管呼吸音は吸気・呼気の双方で聴取されます。

④音の高さと性質

ピッチ（音程）に関しては、高音＝速い振動（比較的径の狭小な気管支から生じていること）を、低音＝遅い振動（太い気管から生じていること）を示唆します。

⑤副雑音

副雑音にはwheeze、rales（ラ音、cracklesあるいは不連続の副雑音とも言う）、空洞呼吸音、胸膜摩擦音があります。ラ音を評価する際には、タイミング・部位・ピッチ・高度・反復性に注目します。ラ音を聴取する部位は、病変の存在する位置を示唆します。

打診（ 表5 →p.31）

気体が貯留している正常肺は共鳴音（鼓音）、充実物が存在する場合は濁音になります。痛みや筋力低下、意識レベル低下のため深呼吸ができない患者では、打診は胸腔内の問題を明らかにするのに有用です。打診には間接的打診と直接的打診があります。

実施する際は、左手の中指を打診する表面にしっかりと置き、末節骨上を右手の中指で木槌で太鼓を叩くようにコツコツと叩きます。自分にとって最良の打診法を体得するには、打診法をすでにマスターしている人に教えてもらうのがよいでしょう。

打診の代表的所見は濁音であり、肺実質のコンソリデーションを示唆します。この所見は胸部X線写真での異常に数時間～数日先行すると言われています。濁音に加えて気管の偏位があれば、病態をより詳細に推測することが可能です。

無気肺・胸水貯留が疑われる場合の評価

濁音（コンソリデーションがある）領域に連続する気管支が閉塞していた場合、気管は濁音の側へ偏位します。ただし、もし濁音の原因が胸水であれば、気管は患側から離れる方向に押しやられることもあります。胸水貯留が疑われる場合は側臥位で再評価するとよいでしょう。側臥位では胸水は重力の影響で縦郭側に落ちるため、立位・坐位で濁音だった領域が共鳴音になります。

気胸が疑われる場合の評価

気胸では胸腔内に漏れ出た空気で肺胞組織が置換されるため、通常より共鳴します。健側は患側より濁音になるため、初心者は患側を誤らぬよう注意を払う必要があります。気胸を疑う場合には、触診で皮下気腫の有無を注意深く評価しましょう。さまざまな所見を総合的に考慮し、判断することが大切です。

聴打診

聴診器を調べたい部位の上に置き、検者が末梢から中枢へ打診する音を聴診します。さまざまな固形臓器の輪郭を表し、心臓・肝臓・脾臓・腎臓のサイズ、骨折・腹水・胸水の検索に有用です。

表2 代表的な身体所見（視診）

	身体所見	病態	示唆する代表的な鑑別疾患
姿勢	患者が最も心地よく呼吸するためにどのような姿勢をとっているか	呼吸力学の改善	前傾姿勢➡COPD
	胸鎖乳突筋・補助呼吸筋の発達	慢性的な代償性使用	COPD
	胸郭の形(樽状胸、鳩胸、漏斗胸、後弯症、側弯症など)	—	樽状胸➡肺気腫 鳩胸➡先端巨大症、小児くる病、Noonan症候群、Marfan症候群 漏斗胸➡Noonan症候群、Marfan症候群、くる病、気管軟化症、気管支軟化症、側弯症、僧帽弁逸脱症
呼吸様式	口すぼめ呼吸(相対的に吸気の姿勢で複数の小さな呼吸)(※1)	呼気の気管抵抗を高め、虚脱しやすい末梢気管内の圧力を高めることで、終末細気管支が虚脱するのを防ぎ(自らPEEPを適応している)、分時換気量を増やし、酸素飽和度を上昇させ、呼吸困難を減少させる。	COPD
	吸気時の胸郭の拡張(※2)	—	対称的な胸郭拡張障害➡強直性脊椎炎の初期
	心室性期外収縮に一致した局所的な心臓の肋間腔の陥凹(Broadbent徴候)	—	収縮性心膜炎
	片側もしくは局所の吸気時の肋間腔の陥凹	—	病変直下のコンソリデーション、緊張性気胸、胸水
	呼気時のびまん性の肋間腔の膨隆	呼気時の気道抵抗が増加し、陽圧の胸腔内圧が胸壁を通じて伝播する。	慢性の経過➡肺気腫 急性の経過➡喘息
	局所の呼気時の肋間腔の膨隆	—	緊張性気胸(患側)、フレイルチェスト
	奇異性呼吸(※3)	吸気時に胸腔内圧が陰圧になるため、横隔膜が受動的に上方に引っ張られ、腹壁は陥凹する。	重症COPD、横隔膜の脱力、横隔神経麻痺(※④)
	交代性呼吸	横隔膜が軽度に障害されている場合、数回の吸気は横隔膜が正常に働くが、数回は疲労しうる。➡腹壁が数回の吸気では正常に外側に動くが、それから横隔膜の機能が回復するまでの数回は奇異性に内側に動く。	横隔膜の軽度な障害
	Hoover徴候(※5)	胸腔内圧を陰圧にする呼吸筋の能力と肺が拡張する能力との不均衡により生じる。吸気初期に横隔膜が十分に平坦なので、肋間筋群の筋線維は垂直方向よりは水平方向に牽引され、肋間縁が吸気時に内側方向に動く。	COPD ※気道閉塞がある患者で予後的に有用な情報となる！
気管の位置	気管偏位	吸気時の胸腔内圧の左右のバランスが崩れ対称性が失われる。	気胸(吸気時の陰圧の胸腔内圧が一方で失われる)、胸腔内の液体貯留、瘢痕、無気肺

	身体所見	病態	示唆する代表的な鑑別疾患
静脈の徴候	側副血行路	—	門脈圧亢進症
	片側性の静脈拡張	肺の腫瘍が静脈を閉塞し、腫瘍と同側の胸壁に静脈の拡張と、静脈の吻合を認める。	下大静脈症候群

※① 末梢気道疾患がある場合、肺が開いた状態から呼吸を始める傾向があるためこのような呼吸様式になる。
※② 患者の背側に立ち、両手で胸郭の側面を触れることで、胸郭の動きを正しく評価できる。
※③ 通常は、横隔膜の下降に伴い腹腔内容物も下降して外側に押しやるので、吸気時に腹壁は受動的に外側に動く。その後、横隔膜のピストンは安静時の位置に戻るため、呼気時に腹壁は陥凹する。
※④ 奇異性呼吸は横隔膜の疲労の徴候であることから、この所見が見られた場合には人工呼吸器の必要性を示唆しうる！
※⑤ 胸郭運動は、肋間筋群の働きで肋骨縁の上で側方へ牽引する力と、横隔膜が平坦になる運動に伴う肋骨縁を内側に引っ張る力で制御されている。

表3 代表的な身体所見（触診）

	身体所見	病態	示唆する代表的な鑑別疾患
皮下の温度	皮下の熱感	皮下組織での炎症	膿瘍、膿胸
胸壁	胸壁から触れる腫瘤	—	腫瘍、限局性の蓄膿、肋骨の結核、膿瘍など
胸骨・肋骨・胸郭	肋骨の圧痛	—	肋骨骨折
	胸骨体の圧痛	—	胸骨痛症候群（sternails症候群）
	胸骨柄と胸骨体の接合部の圧痛、肋軟骨の圧痛、胸骨上の胸骨筋の圧痛	—	Tietze症候群（非化膿性の肋軟骨の腫脹）、悪性腫瘍、側弯症などの機械的原因、化膿性関節炎（※①）、強直性脊椎炎などの血清反応、陰性関節炎などの全身疾患、痛風、関節リウマチ
	左右季肋部の局在性の圧痛	第8〜10肋骨と肋軟骨の間に生じたズレ	rib-tip症候群／slipping-rib症候群
	胸郭の前端の過可動性に伴う鋭い痛み	—	外傷、気管切開術や胸腔ドレーン挿入などの処置後、人工呼吸器による圧外傷
皮下気腫	握雪感	皮下への空気の貯留。肺内の圧が亢進や皮膚からの空気が入り込む。	気胸、縦郭気腫、肋骨骨折、胸骨骨折、胸腔穿刺、歯科治療後、胸腹部の術後
気管の位置	気管偏位	吸気時の胸腔内圧の左右のバランスが崩れ対称性が失われる。	気胸（吸気時の陰圧の胸腔内圧が一方で失われる）、胸腔内の液体貯留、瘢痕、無気肺
縦隔の位置	縦隔偏位	左右胸郭の内圧バランスが崩れ対称性が失われる。	患側の圧上昇により縦隔が健側に偏位する病態➡気胸、血胸、胸水貯留、肺の過膨張 患側の圧減少により患側に偏位する病態➡無気肺、外科的肺切除後
触覚振盪音	濁音（※②）	—	肺実質のコンソリデーション、胸膜疾患（胸腔内の液体貯留、線維性瘢痕、胸膜肥厚など）

※① 静脈薬物乱用や胸骨切開の既往があれば、化膿性関節炎の可能性が上がる。
※② 胸部X線写真での異常に数時間〜数日先行して認める。

表4 代表的な身体所見（聴診）

	身体所見	病態	示唆する代表的な鑑別疾患
呼吸音	びまん性の呼吸音減弱	—	拘束性肺疾患、閉塞性肺疾患、肺過膨張
	限局性の呼吸音減弱	限局性の気道閉塞、肺と聴診器の間に何かが存在する。	気道閉塞、コンソリデーション、胸水、気胸、線維化
	聴診器なしでも聴取できる呼吸音(※1)	限局的な気道閉塞、大きな気道のびまん性狭窄	気道閉塞、慢性気管支炎、喘息、肺気腫
	肺野末梢での気管呼吸音	肺胞が何らかの硬化した状態に置換され、気管・気管支・大きめな細気管支の呼吸音が伝導している。	肺内部からの硬化➡腫瘍、肺炎 肺外部からの硬化➡異常リンパ節
	帯状に聴取される気管呼吸音(※2)	胸水による肺の圧縮	—
wheeze	呼気終末のwheeze (end-expiratory wheeze)	細気管支の狭窄	原発性(構造変化によるもの) 二次性(エアートラップなどによるもの) 正常における強制的呼気
	呼気相を通じてのwheeze (holoexpiratory wheeze)	複数の気道の不均一な閉塞、または気管支分泌による変動する気道閉塞	有機リン中毒、気管支炎、喘息、気管支拡張症、間質性線維症
	吸気相にまで延長している呼気相のwheeze(※3)	片側の肺換気が対側の換気と同調していない。	—
	wheezeの消失(※4)	気管支狭窄の病態の改善、または、副雑音を生じるのに必要最低限の気流を保てなくなっている。	重症の気管支喘息
	吸気相を通じてのwheeze (holoinspiratory wheeze)	肺胞性病変	肺水腫、重症心不全(肺胞の浮腫)、細菌性肺炎(肺炎球菌性肺炎、クレブシエラ菌肺炎など)
	吸気終末だけのwheeze (end-inspiratory wheeze)	間質病変	間質性肺炎、軽症心不全(間質の浮腫)、非定型肺炎(※5)
	呼気・吸気両相における単音声のwheeze	固定された狭窄の存在	異物、腫瘍、瘢痕
	吸気終末においてcracklesの直後に連続する反復して聴取されるwheeze	萎んだ肺の細気道部が遅れて開く。	—
	前胸部・背部、左右に広く聴取する同程度の強さのwheeze	びまん性の閉塞性気道病変	喘息、肺気腫
	限局して聴取するwheeze (※6)	限局性の閉塞	異物

※1 聴診器なしでも呼吸音が聞こえる場合、通常、吸気の流速が早い場合に聴取するが、左に挙げた病態は、流速が低くても聴取しうる。
※2 胸水貯留面の最上層レベルで聴取される
※3 呼気と吸気の両相で聴取されるwheezeは危険度が高い！
※4 必ずしも病態の改善を示すとは限らない！
※5 マイコプラズマ肺炎、クラミジア肺炎、レジオネラ肺炎、ウイルス肺炎、Q熱など
※6 両側で聴取しても最強点が限局している場合には、成因も限局していることがあるので注意が必要！

	身体所見	病態	示唆する代表的な鑑別疾患
喘鳴 stridor	気道中枢部に最強点を持つ吸気性・呼気性もしくは連続性の単音性wheeze（※⑦）	吸気性の喘鳴➡胸腔外の気道閉塞（口蓋、気管、喉頭、喉頭蓋） 呼気性の喘鳴➡胸腔内の気道閉塞（下気道や気管支）	―
rales （ラ音）	吸気相早期rales	気管支閉塞性（1秒率が低下する）	慢性気管支炎、喘息、肺気腫
	吸気相中期rales	呼気で閉じていた小気道が吸気で突然開く。	気管支拡張症
	吸気相後期rales	拘束性障害	線維性肺隔炎、アスベスト症、肺炎、うっ血性心不全、肺サルコイドーシス、強皮症、リウマチ肺、特発性肺線維症
	病変部の上縁、底部、もしくは全体に聴取する吸気性rales	気管支が開通しているコンソリデーション病変	―
	病変部のみで聴取される吸気性rales	―	病変部位が一定している肺炎、間質性肺炎
	体位変換により聴取部位が移動するrales（※⑧）	間質の浮腫により硬くなった気道が開く音であり、その部位が重力の影響を受け体位により移動する。	うっ血性心不全
	吸気時の高音のfine crackles（※⑨）	虚脱した細気管支や肺胞が吸気時に空気が通過し、膨らむときに鳴る音。気道内の貯留物と無関係なため、咳払いしても消失しない。	間質浮腫、肺線維症
	両側のfine crackles（※⑨）		COPD、サルコイドーシスなどの肉芽腫疾患、間質の線維化、アスベスト症
	規則的に生じる吸気性や呼気性のrales、crackles、gurgles（ゴボゴボという音）	気道分泌物の多い部位を空気が通過する音。比較的大きな気道に存在する液体成分を示唆する。	―
	咳嗽後のrales（※⑩）	―	間質の浮腫（結核、心不全など）、肺組織に浸潤性病変
空洞 呼吸音	瓶の口を吹いたときの音に似た音であり、気管呼吸音に比べ音程が低く、反響性があり耳ざわりが良い。	気管支と交通が保たれた空洞、孔、嚢胞、空気を含んだ肺。	―
胸膜 摩擦音	油分の不足した革製品を連想させるギイギイという音	臓側胸膜と壁側胸膜の表面がお互いに擦れ合い生じる。	胸膜炎症（肺炎胸膜炎、結核性胸膜炎、肺梗塞、腫瘍性、全身性エリテマトーデスなどの膠原病性胸水）（※⑪）

※⑦喘鳴stridorは切迫性の気道閉塞を意味し、迅速な対応を要する！
※⑧ピッチが高いほど、ralesはより末梢部から生じることが知られている。
※⑨パリパリあるいはチリチリと髪を耳元で捻るような音で、水泡音より高調で、細かく数多く断続する音。
※⑩一時的に貯留した粘液や、低換気により生じたralesは、咳嗽後には消失することから鑑別が可能。
※⑪胸膜摩擦音だけでは疾患を鑑別することはできない。

表5 代表的な身体所見（打診）

	身体所見	病態	示唆する代表的な鑑別疾患
肺の打診	濁音+濁音側への気管の偏位	コンソリデーションがある領域に連続する気管支の閉塞	無気肺
	濁音+濁音とは反対側への気管の偏位（※1）	気管は障害側から離れる方向に押しやられる。	胸水貯留
	亢進した共鳴音（鼓音）+皮下気腫	—	気胸
横隔膜の打診	—	—	横隔神経麻痺、片側性の肺病変、上腹部の腫瘤、横隔膜下膿瘍　など

※1 患者を側臥位にし、濁音だった領域が体位変換（立位・坐位）で共鳴音に変化するかを再評価できる。
打診ではそのほかにGrocco三角、Skodaの共鳴、Ewart徴候、Traube腔など聴取する特異的な部位、所見が有名（興味がある方は成書を参照してください）。

身体所見を学ぶポイント

　身体所見は、知っているか知らないか、それがすべてです。しかし、知識だけあっても、それが陽性所見だとピンとこなければ診療には直結しません。百聞は一見に如かず。一度経験すれば「体得」できます。幸運なことに、インターネットを通じて、我々はどこにいても世界中で撮影された数々の身体所見の画像や動画にアクセスし疑似体験できます。ぜひ、どんどん見て、明日出会うかもしれないさまざまな身体所見のレパートリーを増やしましょう。そして、所見を注意深く観察する「クセ」を付けましょう。アンテナを張っていれば、必ず陽性所見に出会えるはずです。併せて成書での自己学習を積み、それぞれの所見の病態理解も深めましょう。

最後に

　明日から身体所見を取れ、と言われても、イメージがわきにくいと思います。身体所見は、われわれの先輩たち、歴史的偉人たちが発見した数々の偉大な業績です。身体所見と一言で言っても所見は無数にあり、そのすべてを知ることは困難です。出会う確率・頻度が高く、かつ疾患や病態に特異的な所見を知っていれば十分です。

　救急・集中治療領域では、一刻も早く診断をつけ治療を開始しなければならない場面が多く「悠長に身体所見など取っている暇はない」と思われる方もいるかもしれません。しかし、そういう場だからこそ身体所見が役に立つのです。身体所見という「一目見てわかる疾患や病態に特異的な所見」というヒントを手掛かりに、患者の病態を速やかに想定し、必要な検査を効

率的に選択・施行し、最短距離で診断・治療につなげましょう。

　もしあなたが、身体所見の有用性や身体所見を見つけることに楽しさを見出せたなら、どんどん勉強していただきたいと思います。すべての医療者が身体所見に詳しい必要はありません。実践を通して身体所見の魅力に気づけたなら、それを自身の"武器"として、その知識と技術をどんどん磨いてください。本稿が診療・看護の世界を広げるきっかけになれば幸いです。

　臨床はとてもおもしろいです。ぜひ自分の五感と知識・経験をフル活用して、科学的・理論的な医療を実践できる医療者としての人生に幸せを感じながら、日々精進しましょう！

引用・参考文献
1）Jane M. Orient. サパイラ 身体診察のアートとサイエンス. 第4版. 須藤博ほか監訳. 東京, 医学書院, 2013, 888p.
2）Steven McGee. マクギーの身体診断学―エビデンスにもとづくグローバル・スタンダード. 改訂第2版. 柴田寿彦ほか訳. 東京, 診断と治療社, 2014, 576p.
3）Steven McGee. マクギーのフィジカル診断学. 原著第4版. 徳田安春総監訳. 東京, 診断と治療社, 2019, 580p.
4）廣澤孝信. 12 胸骨痛症候群(sternalis syndrome). 総合診療. 29(5), 2019, 543.
5）日本救急医学会. 医学用語解説集. https://www.jaam.jp/dictionary/dictionary/word/0902.html

CT検査との対比

自治医科大学 麻酔科学・集中治療医学講座 集中治療医学部門 **方山真朱**

KEY POINT

✓ 胸部X線は基本的な検査ですが、多くの情報を教えてくれます。

✓ 特に集中治療管理中の患者では、気管チューブやカテーテル先端の位置、新しく肺炎や気胸が生じていないかなど確認するべきポイントが多くあります。

✓ 胸部X線写真はベッドサイドで迅速に見ることができますが、肺野の影の性状や分布など詳細についてはわかりません。詳しく調べるためには、CT検査を行う必要があります。

どのようなときにCT検査を考えるか?

　CT検査は胸部X線写真で異常所見を認め、その病変を詳細に評価したいときに行います。例えば、肺野に影が出現したときに、その影がどのような分布や性状をしているかを調べたいときです。分布や性状を確認することで、影が生じている原因を推測することができます。また、気胸や縦隔気腫の範囲を正確に評価することが可能です。胸部X線写真ではそこまでひどくないと思っても、CT検査を行うと予想よりも広範囲に拡がっていることを経験します。それ以外にも中心静脈カテーテルなどの位置が何となくおかしい、と思ったときもCT検査を行うことでどの血管に挿入されているかを確認することができます。肺血栓塞栓症や血胸では、診断のために造影剤を用いたCT検査が必要です（**表1**）。

　しかし、CT検査は胸部X線写真に比べて良いことばかりではありません（**表2、3**）。まずCT室まで搬送する必要があるため、バイタルサインを安定させる必要があります。またCT検査を行うときには、移動用の人工呼吸器を装着して撮影した方が望ま

表1 **CT検査を行うべきシチュエーション**

・肺野の影をしっかりと評価したいとき
・気胸や縦隔気腫を正確に確認したいとき
・肺血栓塞栓症や血胸など、血管を評価したいとき（造影CT）
・デバイスの位置を正確に評価したいとき
・肺気腫の程度や範囲を正確に評価したいとき
・肋骨骨折など骨を評価したいとき
・気管や食道内の異物がどこにあるか、見つけたいとき

表2 胸部X線写真とCT検査の比較

	胸部X線	CT検査
簡便性	優れる	乏しい
画像の精度	劣る	優れる
空間解析能	劣る	優れる
医療費	安価	高価
被曝量	少ない	多い

表3 CT検査のデメリット

・CT室まで搬送する手間がかかる
・気管チューブやカテーテルの事故抜去のリスクがある
・胸部X線写真よりも被曝量が多い
・胸部X線写真に比べて医療費がかかる

しいです。ジャクソンリースなどで換気することで、PEEPが加わらないことにより肺がつぶれてしまうため、正確に評価することが難しくなります。そして、被曝の影響や医療費の問題も考える必要があります。

　不必要にCT検査を行うことは、患者にとって決して良いことではありません。そのため、事前に胸部X線写真を撮影して、見たいポイントを絞ってからCT検査で確認するようにステップを踏むことが大切です。さらに、CT検査の画像を見た後に、再び胸部X線写真を見直すことも重要です。胸部X線写真の理解を深めるためにも、復習を心がけましょう。

医師との連携のためにおさえておくべき画像の知識

　CT検査には2つの見かた（条件）があります。肺を見るときに用いる肺野条件（図1-A）と血管や縦隔を見るときに用いる縦隔条件（図1-B）です。白い方が肺野条件、黒い方が縦隔条件です。肺野条件では、肺の構造や浸潤影（consolidation）の評価を行います。縦隔条件では、血管の走行や縦隔の構造物を評価します。縦隔条件では前述した通り、造影剤を用いることで肺血栓塞栓症や出血の有無を評価することができます。

評価のポイント

　CT検査を評価するポイントをいくつか挙げます。

①肺野の評価

　まずは肺野から評価してみましょう。胸部X線写真では空気が入っていると黒く、血管は白く写っていたと思います。CT検査でも同じように空気は黒く、血管は白く写ります。肺炎などを疑う影があると、CT検査では白い影が出現しますが、胸部X線写真に比べてさまざまな影のパターンを示します。気道感染では気管支の周囲に白い影が粒状に散在したり、浸潤影を呈したりします（図2）。間質影の場合は全体的に淡く白い影（すりガラス影など）が出現します（図3）。

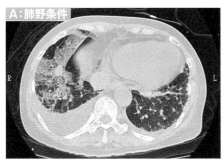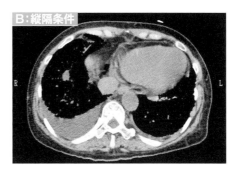

図1 肺野条件と縦隔条件

肺野条件では白く、縦隔条件では黒く写ります。

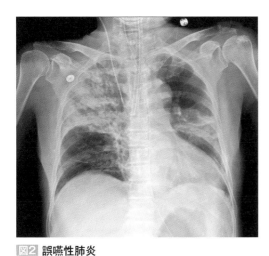

図2 誤嚥性肺炎

右肺上葉と中葉に気管支に沿った斑状の浸潤影を認めます。

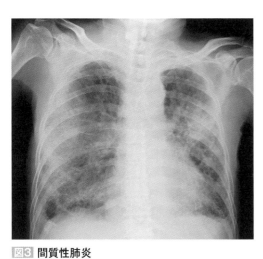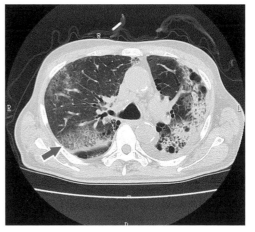

図3 間質性肺炎

全体的に気腫性変化と淡いすりガラス影を認めます。

②無気肺や胸水の評価

　無気肺や胸水の量も胸部X線写真より詳細にわかります。無気肺は肺野条件で肺野が白く塗りつぶされ、内部で気管支が描出されることがあります。胸水は肺外に比較的一定な濃度の領域として描出されます。縦隔条件で比較すると違いがわかりやすいと思います（図4、5）。

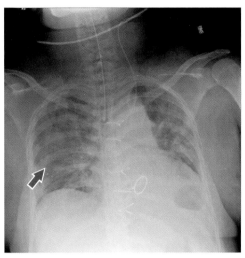
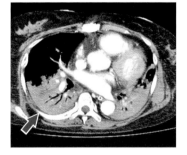

図4 無気肺

気管支透亮像を伴う浸潤影（consolidation）を認めます。縦隔条件では虚脱した肺が写っているのがわかります。敗血症性ショックでARDSを呈していた症例です。

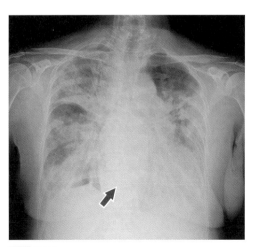
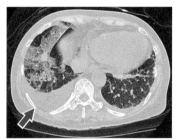
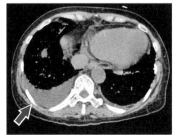

図5 胸水

右肺の背側に一定濃度の領域を認めます。胸水貯留の所見です。

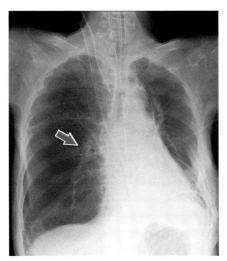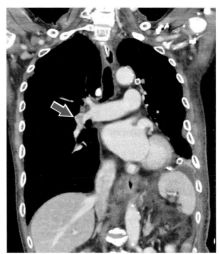

図6 肺血栓塞栓症

右肺動脈に血栓を認めます。胸部X線写真でははっきりとわからないため、疑ったときは造影CT検査を行う必要があります。

③肺血栓塞栓症や出血の評価

造影CTを用いることで、肺血栓塞栓症の有無や出血の評価を行うことが可能です。**図6**のように、肺動脈内の途中で造影剤が途絶している場合には肺血栓塞栓症を疑います。

ベッドサイドで役立つポイント

ここからは、ベッドサイドで役に立つ具体的なポイントを説明します。いくつかの症例で学んでみましょう。

気管支内に分泌物が溜まっているか、確認しましょう

図7の症例では、右の気管支内が黒い（空気が入っている）のが、途中で白く埋まっているのがわかります。これは、気管支内に分泌物が溜まっている所見です。胸部X線写真ではなかなかわかりにくいかもしれません。CT検査前に聴診で分泌物がある所見を認めた場合は、注意して気管支を見てみましょう。

背中側に浸潤影や無気肺があるか、調べてみましょう

胸部X線写真ではあまり大きな範囲ではないと思っていても、CT検査で比較的広い範囲で無気肺が生じていることに気づくこともあります（**図4**）。体位変換で無気肺を改善させることで酸素化が良くなることが期待できるため、患者ケアに役立てることができます。

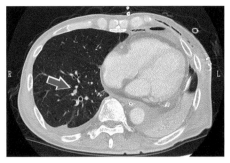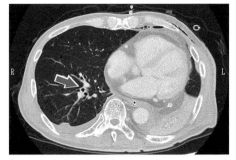

図7 分泌物

気管支は通常黒く（空気）描出されます。分泌物があると、気管支内腔が白く染まります（➡）。

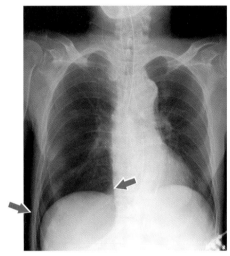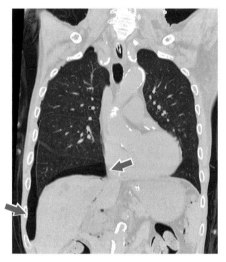

図8 右胸腔の気胸（➡）

胸部X線写真で確認するときは、血管影が追えるか確認します。血管影が追えなかったら、気胸を疑う所見です。画像がデジタル処理されている場合は、白黒反転させると見つけやすくなります。CT検査では、気胸の範囲や部位などを見つけることが容易です。

気胸の有無を見つけてみましょう

　胸部X線写真ではつい見過ごされやすい気胸も、CT検査でははっきりとわかります。CT画像で気胸を冠状断面（図8に示したCT画像のような断面です）で胸部X線写真と対比させることで、胸部X線写真を見ただけで気づきやすくなります。

おわりに

　胸部X線でわかりにくい所見が、CT検査でははっきりとわかります。日頃から胸部X線写真とCT検査を見比べる習慣をつけて、読影力アップを目指しましょう。

血液ガス分析との対比

信州大学医学部附属病院 高度救命救急センター　**上條　泰**

KEY POINT

✓ 酸素化はP/F比、換気は$PaCO_2$で評価しよう。

✓ SpO_2が当てにならないときはSaO_2をチェック！

✓ P/F比は時間経過と患者状態の変化を見て併せて評価しよう。

✓ $PaCO_2$が高いのは急性変化なのか慢性変化なのか、pHで正しく解釈しよう。

はじめに

　血液ガス分析は、少量の血液採取でユニークな項目が簡便に評価でき、機械がICUにあれば比較的気軽に評価できるベッドサイドツールです。しかし、血液ガス分析について系統立った学習をする機会がなかなかなく、苦手意識を持たれている方も多いかと思います。

　本稿では、病態が常に変化する重症患者のベッドサイドで評価することを想定し、胸部X線写真の撮影につなげる思考過程をひも解きながら、呼吸にフォーカスした血液ガス分析の評価に必要な知識をまとめてみました。

血液ガス分析の評価項目：胸部X線写真を読む前にこれだけはチェック！

PaO_2（動脈血酸素分圧）、P/F比＝「酸素化」の指標

　PaO_2（動脈血酸素分圧）は、「動脈血中にどれだけの酸素が溶け込んでいるのか」を表します。このPaO_2を吸入した酸素濃度（＝F_IO_2）で割った値（PaO_2/F_IO_2＝P/F比）は、取り込んだ酸素が血液に溶け込む効率を表すため、「血液酸素化」(＝巷で言われる「酸素化」)の指標となり、

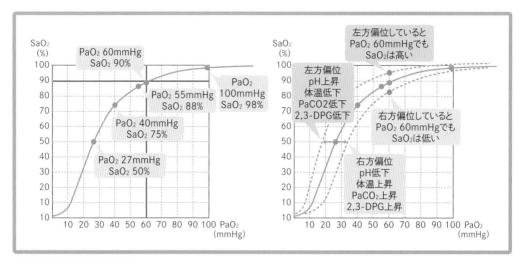

図1 酸素解離曲線の移動

オキシメトリ		
ctHb	9.2	g/dL
sO2	98.9	%
FO2Hb	96.0	%
FCOHb	1.6	%
FMetHb	1.3	%
FHHb	1.1	%
Hct,c	28.7	%

図2 SaO₂をチェックするクセをつけておこう！

ICUにおける酸素化の評価は主にP/F比を参考にします。

SpO₂はPaO₂と相関があり、酸素化の指標として代用されることがありますが、重症患者ではこの相関関係が容易に変動するので注意が必要です（＝酸素解離曲線の移動、**図1**）。

SaO₂（動脈血酸素飽和度）とSpO₂との解離を確認する

SpO₂はあくまで経皮的＝間接的に血中の酸素飽和度を測定しているため測定誤差が起きやすく数値を鵜呑みにできない場合があります。単純にSpO₂の値が信頼できない場合、血液ガス分析で動脈血内の酸素飽和度（＝SaO₂）を測定できるので非常に有意義です。普段からSaO₂をチラッと見てSpO₂との解離がないかチェックする癖をつけておくとよいでしょう（**図2**）。

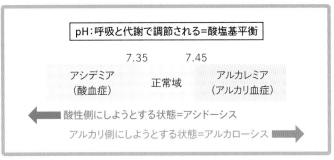

図3 「アシデミア」と「アシドーシス」の違い

PaCO₂（動脈血二酸化炭素分圧）＝「換気」の指標

$PaCO_2$は、PaO_2同様に「動脈血中にどれだけの二酸化炭素が溶け込んでいるのか」を表し、O_2とCO_2のガス交換（＝換気能力）の指標になります。ことに$PaCO_2$の正常値（＝ 40 ± 5mmHg）を超えると心配になるかもしれませんが、特にICUに入室した患者においては常に$PaCO_2$を正常にすることが正義ではありません。詳しくは後述します。

pH＝「アシデミア」「アルカレミア」を判断

人体に含まれる体液は腎臓（代謝）と肺（呼吸）で調整され、常に弱アルカリ性（pH 7.4 ± 0.05）で保たれており、このしくみを酸塩基平衡といいます。

ここで押さえておきたい主なポイントは以下の通りです。

①「アシデミア」と「アシドーシス」を区別する（**図3**）

酸塩基平衡を酸性側にしようとする状態を「アシドーシス」といい、pHが7.35未満になった状態を「アシデミア（酸血症）」といいます。ですので、アシドーシスはあってもアシデミアではない（pHが7.35未満ではない）状況は十分ありえます。

これは「アルカレミア」と「アルカローシス」との関係でも同じことが言えますので、普段からこの2つの用語の使い分けを意識しておきましょう。

②代謝（腎臓）の反応には時間がかかる

例えば、呼吸になんらかの問題があって呼吸性アシドーシスが生じ、pHが低下した（＝アシデミアになった）場合、pHを正常に戻そうと腎臓が代謝で調節を図ります。この働きを「代償性変化」といいます。この代償性変化には、どんなに腎機能が良くても数時間はかかります。代償性変化に限らず、代謝性（腎臓）によるpHの変化にかかる時間は、呼吸性（肺）によるpHの変化よりも時間がかかるということを知っておくとよいでしょう。

酸素化悪化の原因：P/F比の時間経過と患者状態の変化を把握しよう

ICUに入室する患者において、P/F比が 250〜300以上あれば酸素化に比較的余裕がありそうだと解釈します。しかし、実際の現場ではP/F比の絶対値よりも時間経過での数値の変化を見ることが大事なことが多いです。

呼吸状態が悪化したほとんどの場合でP/F比が低下しますので、ある一点のP/F比の評価だけでは原因の特定は困難です。そこで、P/F比が低下したときの患者の状態（鎮静レベル、体位、呼吸回数など）と、以前に血液ガスを測定したときの患者の状態とを比較して異なる点を考察し、酸素化低下の原因を推定した上で胸部X線写真を撮影すると、読影結果の解釈に深みが出てきます。

$PaCO_2$高値の解釈方法：pHで病態を推察しよう

血液ガス分析を測定して$PaCO_2$が高いとき、妙に心配になりませんか？ しかし、人工呼吸器が換気を肩代わりしている限り、$PaCO_2$高値だけでCO_2ナルコーシスなど深刻な問題に発展するケースはほとんどありません。むしろ、$PaCO_2$高値の原因をしっかり解釈することの方が重要です。解釈のヒントはpHです。では細かく見ていきましょう。

呼吸性アシドーシス　＝換気能力低下の原因を考えよう

右記のように$PaCO_2$が上昇し、pHが低下していた場合、何らかの換気能力低下＝「呼吸性アシドーシス」が生じていると解釈します。

人工呼吸器を装着した患者が呼吸性アシドーシスをきたす病態は以下の2通りに限られます。

pH	7.120
$PaCO_2$	75.2 mmHg
PaO_2	72.9 mmHg

人工呼吸器装着患者の呼吸性アシドーシスの主な原因

① 肺胞低換気：人工呼吸器による換気不足（分時換気量の低下）、非同調

② 挿管した原因疾患の悪化：COPD、間質性肺炎、気管支喘息、ARDS など

　①については胸部X線写真を撮影しなくてもベッドサイドで改善できるかもしれません。普段から人工呼吸器による換気サポートが適正かどうか（＝同調性が良いか）をチェックしておくと、実際にP/F比が低下した場合に同調性や換気の変化などに気付くことができます（人工呼吸器のアラームが鳴ってからチェックするようでは遅いです！）。人工呼吸器の評価や設定方法の詳細などについては人工呼吸器にフォーカスした成書に譲ります。

　①よりも②の影響が強い場合は人工呼吸器の設定調整だけでは改善が難しいかもしれません。胸部X線写真などで原因と対策をしっかり検討していきましょう。

慢性呼吸性変化　＝pH正常なら即介入は不要！

　例えば、ある患者の血液ガス分析の結果が右記であったとします。この場合、$PaCO_2$は高く呼吸性アシドーシスがありそうだと思ってしまいますが、pHは正常、つまり「アシデミアではない」状況です。これは裏で腎臓による代謝が働いていることを意味しており、可能性として大まかに以下の二通りを考えます。

pH	7.382
$PaCO_2$	81.4 mmHg
PaO_2	72.1 mmHg

① 呼吸性アシドーシスを代謝性変化で代償している
② 代謝性アルカローシスを呼吸性変化で代償している

　いずれにしても、呼吸動態としては慢性化している可能性が高く、pHが正常であれば緊急で介入する必要はありません。病態として呼吸が先行したのか、代謝が先行したのかを吟味する必要があれば、胸部X線写真を撮像するなどして評価していきます。「$PaCO_2$を常に正常値にすることが正義ではない」というのはこれが理由です。

　ただし、この場合$PaCO_2$高値である環境に慣れているため、「換気をしてCO_2を外に出そう！」という換気ドライブが弱まり、一般的にCO_2ナルコーシスのリスクが高まります。この場合は通常酸素（O_2）によって換気ドライブが保たれているため、CO_2ナルコーシスを防ぐために酸素投与を最小限にする努力が必要です。しかし、人工呼吸器を装着していれば換気が保証されるので、CO_2ナルコーシスのリスクを抑えることができます。

慢性呼吸性変化＋呼吸性アシドーシス
　＝もともとの$PaCO_2$値を予想しよう

　実際に現場では、何らかの呼吸性変化によりpHが低下していることがあっても「急性だけ」または「慢性だけ」という状況ではないことも多いでしょう。例えば、ある患者の血液ガス分析の結果が右記だったとします。

pH	7.320
$PaCO_2$	67.0 mmHg
PaO_2	71.4 mmHg

PaCO$_2$は明らかに高いのに、pHは正常下限（7.35）からやや外れた程度となっており、PaCO$_2$を正常値にすればpHは7.4を軽く超えてしまいそうです。

　こういうときは、「PaCO$_2$をどれだけ下げればpHが7.4になるか」という推測値を計算することで、慢性の呼吸性変化によって維持されていたPaCO$_2$の値を予想していきます。

---

pH 7.4時の予想PaCO$_2$ = PaCO$_2$ − （7.4 − pH）／0.008

　上記の血液ガス結果の場合、次のように計算されます。

pH 7.4時の予想PaCO$_2$ = 67.0 −（7.4 − 7.320）／0.008 = 57.0

　計算の結果、この患者はもともと慢性呼吸性変化によってPaCO$_2$ 57mmHg前後を推移していて、さらに何らかの呼吸性アシドーシスが生じてPaCO$_2$が上昇し67mmHgになったものと推測されます。現場で介入の余地があるのはPaCO$_2$を57mmHgから67mmHgに上昇させた原因です。前述した呼吸性アシドーシスに対するアプローチで介入を検討しましょう。

　また、この場合も慢性呼吸性変化がベースにあるので、一般的にはCO$_2$ナルコーシスに注意しなければなりませんが、人工呼吸器装着下ではそのリスクを抑えることができます。

おわりに

　血液ガス分析は機械が近くにあれば迅速かつ簡便に評価することが可能です。ベッドサイドで観察し呼吸状態がおかしいと思ったとき、状況が許せば医師に相談する前に血液ガス分析を行ってみるとよいかもしれません。すると、自然と血液ガスを解釈するきっかけが増え、日々のケアに深みが出てくると思います。

ズバリ、ここを見てほしい！

独立行政法人国立病院機構 災害医療センター 放射線科　**平木咲子**

京都大学大学院医学研究科 予防医療学分野　**岡田遥平**

KEY POINT

✓ X線写真上で広範囲に肺野が黒くなっていないでしょうか？

✓ 正面から撮影できているかも確認しましょう。

そのX線写真、そのまま評価して大丈夫？（その①）

図1-A は2階からの墜落外傷で救急搬入後に撮影されたAさんのポータブル単純X線写真です。この写真はどのように評価しますか？

肺野の"黒さ"をチェック

まず左下肺野の透過性低下の"白さ"に目がいくかもしれません。そのほかの肺野はどうでしょう。普段見慣れている肺野に比べて、やや"黒く"見えないでしょうか（**図1-B**）。肺野が"黒く"見えることは「透過性亢進」と言い、肺の中に空気が多くなる（含気が増える）病態、つまり肺過膨張をきたす疾患で見られます。しかし、**図1** は広範囲の肺野で透過性が亢進しており、同様に肋骨の透過性も亢進しています。このことから、この透過性亢進は不適切な撮像条件によるものと考えられます。今回は撮像時間の過長が原因でした。このような場合は写真を撮り直してみるとよいでしょう。

図2 は撮り直した胸部単純X線写真です。両側肺野や肋骨の透過性亢進は目立たなくなっており、やはり撮像条件による変化だったと考えられます。X線写真は撮像条件により見え方が異なり、全体が白くなる場合もあります（透過性低下）。再撮像の必要性も含めて評価をするようにしましょう。

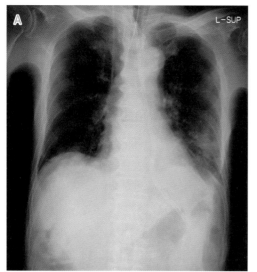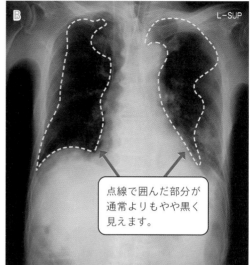

図1 救急搬入後のポータブル単純X線写真（Aさん）

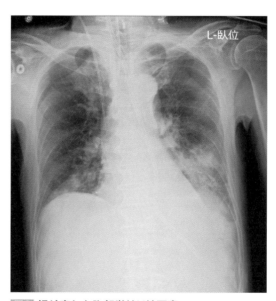

図2 撮り直した胸部単純X線写真

そのX線写真、そのまま評価して大丈夫？（その②）

図3 はAさんの第2病日の胸部単純X線写真です。この写真はどのように評価しますか？

正面から撮像できているかをチェック

前日と比較して縦隔が拡大して見えます（図3-B）。外傷性大動脈解離が心配なので、すぐに造影CTを撮像するべきでしょうか。

このようなときに確認したいのが「体位」です。正面から撮像したつもりでも、若干体が回転している場合や、管球が体の正面に位置付けられていない場合、正面から撮像できていないことがあります。正面から撮像できているか確認する方法はいくつかありますが、ここでは左右鎖骨頭と棘突起で確認する方法を紹介します。

「右鎖骨頭と棘突起」と「棘突起と左鎖骨頭」の距離が同じであれば正面からの撮像です。左右差がある場合、短い側が前面の斜位となっています。今回の写真は左側より右側の距離が長く、左前の斜位であることがわかります（図4）。斜位で撮像された写真は縦隔も拡大して見えることが多いので、注意が必要です。

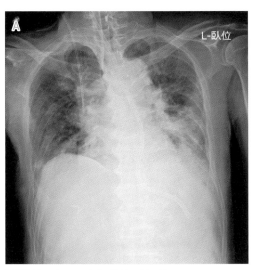
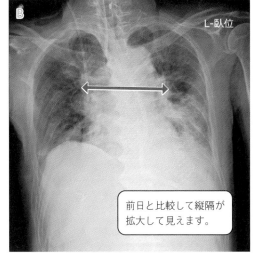

前日と比較して縦隔が拡大して見えます。

図3 第2病日の胸部単純X線写真

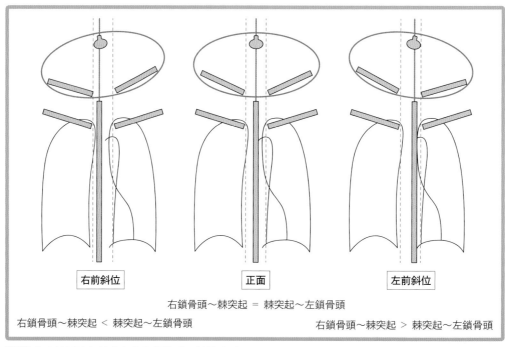

右前斜位　　　　　　　正面　　　　　　　左前斜位

右鎖骨頭〜棘突起 ＝ 棘突起〜左鎖骨頭

右鎖骨頭〜棘突起 ＜ 棘突起〜左鎖骨頭　　　　　　　　右鎖骨頭〜棘突起 ＞ 棘突起〜左鎖骨頭

図4 左右鎖骨頭と棘突起から撮像時の体位を確認する方法

　Aさんの第3病日の胸部単純X線写真（図5）では縦隔拡大は認めず、やはり縦隔拡大は体位による"見せかけ"の所見だったことがわかります。今回は上大静脈に中心静脈カテーテル、気管内に気管チューブが挿入されており、これらのデバイスと棘突起の位置関係から撮像時の体位を読み解くことも可能です。

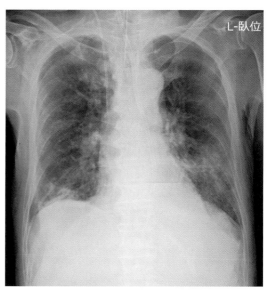

L-臥位

図5 第3病日の胸部単純X線写真

STEP 2.

デバイスの
位置異常は
ここを見る！

経口気管挿管チューブ

国際医療福祉大学成田病院 麻酔・集中治療科　**大村和也**

KEY POINT

✓ 経口気管挿管チューブの先端位置は、固定長が変わらなくても首の動きで変化します。

✓ 先端位置が深い場合、医原性無気肺や低酸素血症のリスクがあります。

✓ 先端位置が浅い場合、計画外抜去や声帯損傷、反回神経麻痺、換気不全のリスクがあります。

チューブの特徴

　経口気管挿管チューブ（以下、気管チューブ）は、人工呼吸管理を安全に行う上で欠かせないデバイスです。看護師は勤務交代のたびに固定長をチェックしているでしょう。しかし、固定長が同じだとしても気管チューブは首の動きによって位置が変化することがわかっています。屈曲した場合には深くなり、伸展した場合には浅くなります。さらに首の回旋が加わると、先端位置の変動がより大きくなります。そのため、基本的には毎日胸部X線写真を撮影して先端位置を確認していることでしょう。

　胸部X線写真でチューブの先端位置を評価する場合には、まず首の位置が正中位になっているかを確認し、首の動きに伴うチューブ位置の変化を意識する必要があります。さぁ、 図1 の胸部X線写真に写っている気管チューブの先端位置、皆さんはどのように評価しますか？

深いと何が悪い!?

　気管チューブが深く留置されていると（ 図2 ）、片側換気になる危険があります。気管分岐部の角度は、右25°、左45°となっていて、右気管支の方が角度が浅く、太いため、チューブが深くなる場合にはほとんどが右気管支に先端が入ってしまいます。チューブ先端の位置によってどのような臨床症状を呈するか、考えてみましょう。

　 図3-A は理想のチューブ位置です。 図3-B では、チューブ先端は右気管支内に位置していますが、カフは気管内にあります。左肺への送気はやや減るかもしれませんが、胸郭の動きや

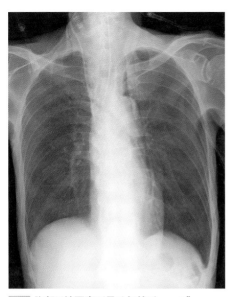

図1 胸部X線写真で見る気管チューブ

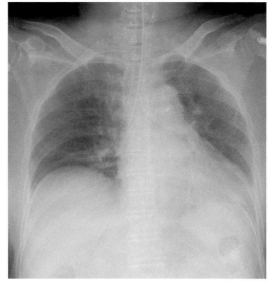

図2 深く留置された例

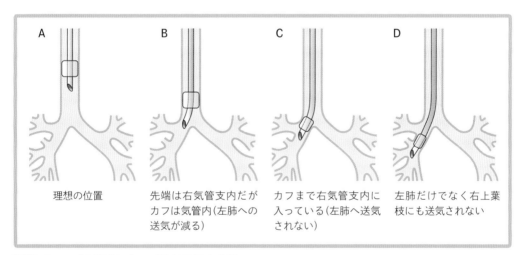

A 理想の位置

B 先端は右気管支内だがカフは気管内（左肺への送気が減る）

C カフまで右気管支内に入っている（左肺へ送気されない）

D 左肺だけでなく右上葉枝にも送気されない

図3 チューブの深さによって生じる臨床症状

呼吸音の聴取では左右差は目立たないこともあります。 図3-C のようにカフまで右気管支内に入ってしまうと、左肺への送気は行われなくなるため、左胸郭の運動はなくなり、呼吸音も聴取されないでしょう。さらに深くなり、 図3-D の状態では右上葉枝にも送気されなくなるため、右前胸部の呼吸音も聴取できなくなります。

　このように、送気されない肺ができてしまうことで、無気肺を形成して酸素化が悪化する危険があります。

浅いと何が悪い!?

気管チューブが浅くて問題になるのは（図4）、計画外抜去です。チューブが浅ければ、何かの拍子にチューブが抜けてしまう危険があります。計画外抜去に至ると患者にも悪影響が出ますし、医療従事者としてもインシデントレポートを書いたり、精神的なトラウマになってしまうこともあるでしょう。そういった意味では、チューブが深いよりは浅い方が気になるかもしれません。

しかし、それだけではありません。胸部X線写真を評価する際に、声帯の位置を気にしていますか？ CT画像で見てみると、声帯は◁の位置にあります（図5）。一般的な気管チューブは、チューブ先端から5cm程度上にカフがあるため（図6）、チューブ位置が浅い場合には、カフが声

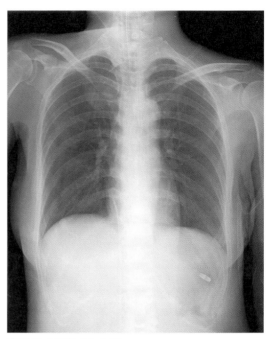

図4 浅く留置された例

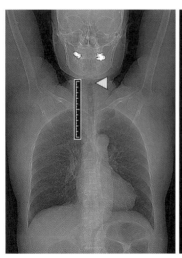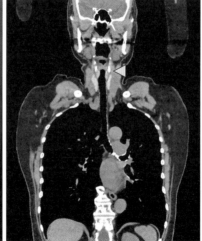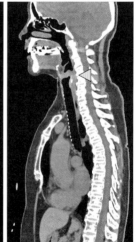

図5 声帯の位置（CT画像）

帯に接触してしまう危険があります。そうなると、声帯損傷や反回神経麻痺を引き起こすだけでなく、カフ周囲からのリークのため十分な換気量が得られなくなる換気不全に陥るかもしれません。リークするからといってやみくもにカフ圧を上げる前に、カフの位置が適切かどうか今一度確認するとよいでしょう。

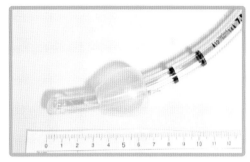

図6 一般的な気管チューブのカフ位置

理想的な気管チューブの先端位置は？

　冒頭の 図1 に提示した胸部X線写真では、チューブの先端は気管分岐部直上に位置しています。これでは、首の動きで容易に右気管支内にチューブが移動して、 図3b〜c になってしまうかもしれません。特に浅鎮静で管理していたり、積極的に離床を進めているような患者では、首の動きとチューブ先端位置の変動を意識する必要があるでしょう。

　理想的なチューブの先端位置は、気管分岐部から3〜5cm口側とされています。今回の事例では、チューブを2cmほど引き抜いて再固定を行いました（ 図7 ）。

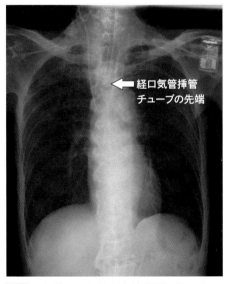

経口気管挿管
チューブの先端

図7 評価後に理想的な先端位置に再固定

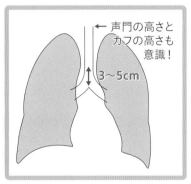

声門の高さと
カフの高さも
意識！

3〜5cm

01

経口気管挿管チューブ

⓪2 気管切開チューブ

国際医療福祉大学成田病院 麻酔・集中治療科 **大村和也**

KEY POINT

✓ 気管切開チューブは、チューブの長さを調整できるものとできないものがあります。

✓ チューブが短い場合、軟部組織内に迷入し、換気ができなくなる危険があります。

✓ チューブ長を調節できる気管切開チューブを適切に使えるようになりましょう。

気管切開チューブの種類

　気管切開チューブの位置を考える前に、まず気管切開チューブの種類について少し触れておきましょう。気管切開チューブは、2種類に大別されます。チューブの長さを調整できるものと、できないものです。

　多くのチューブは、サイズによって内径、外径、チューブの長さ、カーブの角度が決まっています（図1）。気管切開を行う場合、体格や気管径に合わせてチューブのサイズを選択するため、チューブの長さは必然的に決まります。そのため、切開部位の高さや皮膚から気管までの距離によって、留置される先端位置が変わってきてしまうのです。

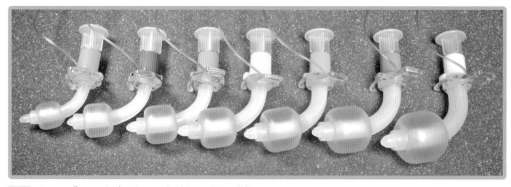

図1 チューブのサイズによって必然的に長さが決まる

理想的な気管切開チューブの先端位置は？

　気管切開チューブの理想的な先端位置は、チューブの上端と気管分岐部の中間点とされています（図2、3）。そして、フランジ（俗にいう羽根）を頸部に固定するため、経口気管挿管チューブと比較して首の動きによる先端位置の変動はあまり気にする必要はありません。

　正常に留置された気管切開チューブのCT画像を見てみましょう（図4）。チューブは気管

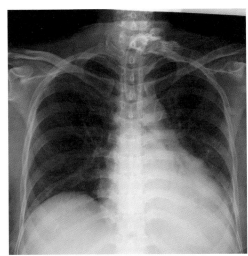

図2 理想的な先端位置

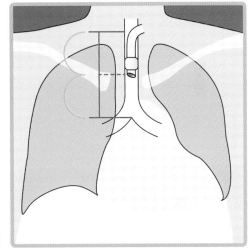

図3 チューブの上端と気管分岐部の中間点

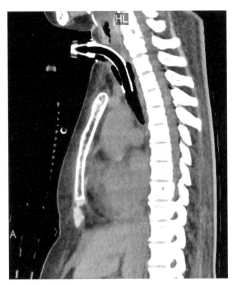

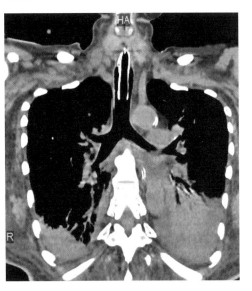

図4 CT画像

02

気管切開チューブ

内に留置されています。多くの気管切開チューブのカフはチューブ先端に近い位置にあるため、気管内でカフが膨らんでいるのが想像できるでしょう。

気管切開チューブの位置異常

チューブのサイズ選択を誤ったり、皮膚から気管までの距離が長かったりなどの理由で、チューブの長さが十分ではない場合、どのようなことが起こるでしょうか。図5を見てみましょう。気管切開チューブが短いがゆえに気管内に留置されておらず、カフは気管を圧排するように軟部組織内で膨らんでいます。これでは十分な換気は行えず、場合によっては低酸素血症に至ります。もし換気ができていないと判断して強制的にバッグバルブマスクで換気を行ってしまうと、換気ができないだけでなく、皮下や縦隔内に空気が送り込まれ、皮下気腫や縦隔気腫の原因になります。

こういった気管切開チューブの逸脱や迷入は注意すべき合併症のひとつです。気管切開術後早期（特に1週間以内）の再挿入の場合は、注意しなければなりません。十分な瘻孔化ができておらず、容易に皮下組織内に迷入してしまいます。

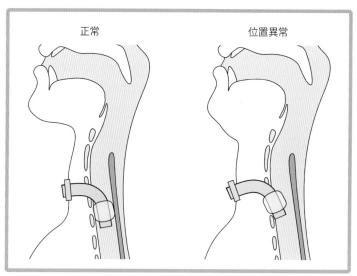

正常　　　　　　　　　　　位置異常

図5 頸部腫脹によってチューブ長が不十分な場合

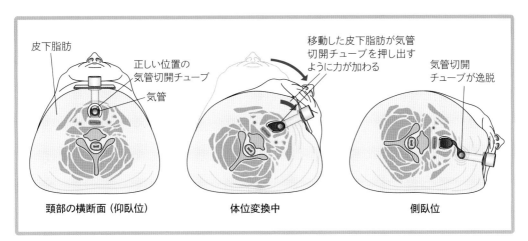

皮下脂肪　正しい位置の気管切開チューブ　気管

移動した皮下脂肪が気管切開チューブを押し出すように力が加わる　気管切開チューブが逸脱

頸部の横断面（仰臥位）　　体位変換中　　側臥位

図6 肥満患者の体位変換に伴う気管切開チューブの位置異常

肥満患者における注意点

　肥満患者においては、正常な位置に留置している気管切開チューブが体位変換だけで抜けてしまうことも報告されています[1]。体位変換に伴う皮下脂肪の移動によって、気管切開チューブが押し出されるような力が加わった結果、側臥位にしたときに気管から逸脱し、皮下組織内に迷入してしまうのです（**図6**）。胸部X線写真で先端位置を確認するだけでなく、目の前の患者に使用している気管切開チューブの長さは、本当にその患者にとって適切なのか今一度考えてみましょう。

チューブ長を調節できる気管切開チューブとは？

　チューブの長さが調節可能な気管切開チューブを選択する場合、日本ではGBアジャストフィット®シリーズ（富士システムズ株式会社）しかありません（**図7**）。例えば、内径7.0mmのチューブであれば、フランジの位置を変えることで、有効長は100mmまで調節することが可能です。また、チューブが軟らかくできており、気管の形に合わせてチューブを留置することが

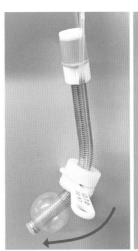
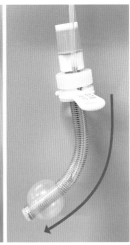

図7 GBアジャストフィット®シリーズ（富士システムズ株式会社）

できます。そのため、肥満患者のような皮膚から気管までの距離が長い患者だけでなく、気管の偏位（喉頭や縦隔の腫瘍など）や胸郭の変形がある患者にも適しています。

引用・参考文献

1）Philip, M. Mechanism of Tracheostomy Tube Dislodgement. J Biocommun. 32（3）, 2007. http://www.jbiocommunication.org/issues/32-3/assets/gallery/mattes.html

03 中心静脈カテーテル①（上大静脈留置）

静岡県立総合病院 救急科　**古谷賢人**

同 集中治療科／急変対応科　**太田啓介**

KEY POINT

✓ 胸部X線写真を撮像する目的は「カテーテルの位置確認」と「合併症の検索」です。

✓ カテーテル先端の適切な位置は挿入部位によって異なります。

✓ 気胸は遅発的に発症することがあるため注意しましょう。

上大静脈に留置する場合の挿入部位

　中心静脈カテーテルは集中治療領域では挿入頻度の高いデバイスのひとつであり、安定した薬物投与経路の確保や中心静脈圧の測定を主な目的としています。上大静脈に留置する場合、挿入部位は内頸静脈（図1）と鎖骨下静脈が選択されます。それぞれメリット・デメリットがありますが（表1）、挿入部位は術者の習熟度や患者の状態、施設の方針などにより決定されます。

　中心静脈カテーテルが留置されている患者の胸部X線写真を撮影する目的は、①カテーテルの位置の確認、②カテーテル関連合併症の検索の2つに分けられます。

カテーテルの位置の確認

　図2に示すように、カテーテルを留置する部位としては解剖学的にZone A（上大静脈下部 - 右心房上部）、Zone B（左右無名静脈の結合

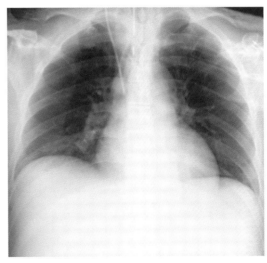

図1 右内頸静脈から挿入されている中心静脈カテーテル

03

中心静脈カテーテル①（上大静脈留置）

表1 内頸静脈穿刺と鎖骨下静脈穿刺のメリット・デメリット

穿刺部位	メリット	デメリット
内頸静脈	・迅速に留置できる ・右内頸静脈は直線的であり、カテーテル先端の位置異常が少ない	・カテーテル関連血流感染症は鎖骨下静脈穿刺より多い ・血腫による気道圧迫のリスクがある
鎖骨下静脈	・カテーテル関連血流感染症の頻度が低い ・ドレッシング材の清潔が保ちやすい	・気胸の合併が多い ・カテーテル留置成功率がやや低い ・カテーテル先端位置異常が起こりやすい

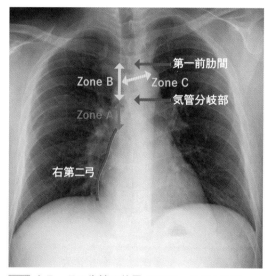

図2 カテーテル先端の位置（文献1、2より作成）

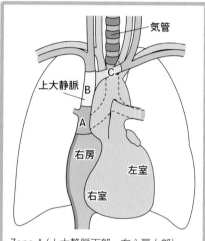

Zone A（上大静脈下部－右心房上部）
Zone B（左右無名静脈の結合部位と上大静脈上部）
Zone C（上大静脈より末梢の左無名静脈）

部位と上大静脈上部）、Zone C（上大静脈より末梢の左無名静脈）に分類されます[1]。適切なカテーテル先端の位置は挿入部位が右か左かで異なります[1]。

右側から挿入した場合

右側（右内頸静脈、右鎖骨下静脈）から挿入した場合はZone Bに先端があることが推奨されています（**図3**）。Zone Bの上縁はだいたい第一前肋間のレベルに相当し、下縁はだいたい気管分岐部に相当します。つまり「第一前肋間～気管分岐部」にカテーテル先端があればよいことになります。Zone Aまで挿入している場合は不整脈や奇静脈への迷入のリスクがあるため、Zone Bまで引き抜くことを検討しましょう。

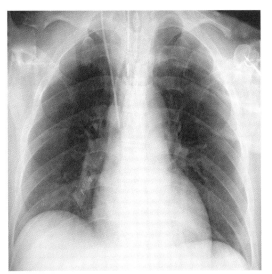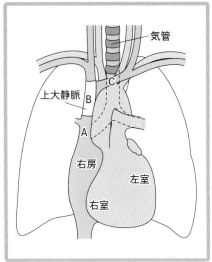

図3 Zone Bに挿入されている中心静脈カテーテル（文献1、2より作成）

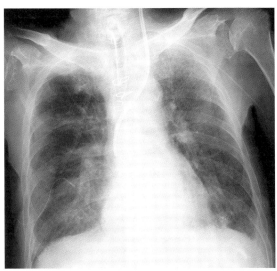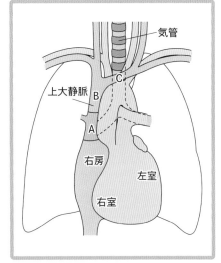

図4 Zone Aに挿入されているカテーテル（文献1、2より作成）

※カテーテルは透析用カテーテル

左側から挿入した場合

　では、左側（左内頸静脈、左鎖骨下静脈）から挿入した場合の適切な位置はどこでしょうか？ 答えは「Zone A」です（**図4**）。なぜZone Bではいけないのでしょうか？ なぜならば、左から挿入した際にZone Bにカテーテル先端が留置されていると、カテーテル先端が下大静脈の血管壁と鋭角に接触し、血管壁を損傷して上大静脈穿孔を発症するリスクがあるためで

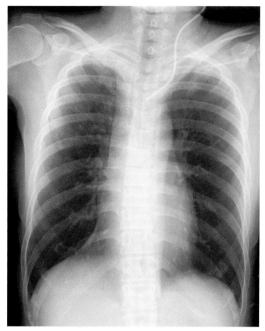
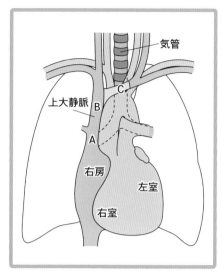

図5 Zone Cに挿入されている中心静脈カテーテル（文献1、2より作成）

す。したがって、上大静脈とカテーテルが平行になるZone Aにカテーテル先端があることを確認しましょう。

　Zone Aの尾側である右房上部は、胸部X線写真では心臓の右第二弓上部に相当します（**図2**）。Zone Cに関しては血管壁損傷のリスクは低いですが、血栓形成の可能性があります（**図5**）。短期間留置なら許容されるかもしれませんが、長期間留置することが予想される場合は、可能であればZone Aへ入れ替える方が無難でしょう。

X線写真で見慣れない場所にカテーテルが確認されたら

　集中治療領域では中心静脈カテーテルを非透視下で挿入するため、一定の割合でほかの静脈へ迷入してしまいます。X線写真で普段見慣れていないところにカテーテルが留置されている場合は迷入を考慮し、速やかにカテーテルの抜去を検討しましょう。

カテーテル関連合併症

　上大静脈への中心静脈カテーテル留置の際に起こり得る合併症としては、気胸、動脈誤穿刺、血腫、血胸、心タンポナーデ、空気塞栓症、不整脈などがあります。

気胸

　気胸は特に鎖骨下静脈穿刺の合併症として有名ですが、中心静脈カテーテル留置の0.4〜4.9％に見られると言われます。気胸を発症しても無症状の場合もあり、また留置直後は問題

なくても遅発性に気胸を発症する場合があるため、中心静脈カテーテル留置症例では定期的に胸部の画像を撮像しましょう[3]。

動脈誤穿刺

　動脈誤穿刺は穿刺時に気づくことが多く、またエコーガイド下挿入の普及により頻度は低くなりました。しかし動脈への誤挿入は血栓形成や大動脈解離を引き起こす可能性があるため、カテーテルを速やかに抜去しなければなりません。基本的にはカテーテルを動脈へ誤挿入しても7Fr以下のカテーテルであれば、外部から圧迫が可能ならば問題なく抜去できると言われています[4]。しかし7Frより大きいカテーテルを誤挿入した際や、ダイレーターが動脈に挿入された場合は心臓血管外科に相談するようにしましょう[4]。

引用・参考文献

1) Stonelake, PA. et al. The carina as a radiological landmark for central venous catheter tip position. Br J Anaesth. 96(3), 2006, 335-40.
2) 杉木大輔. 内頸静脈と大腿静脈への留置方法 手技の実際からトラブルシューティングまで. Hospitalist. 8(3), 2020, 427-40.
3) Plewa, MC. et al. Delayed tension pneumothorax complicating central venous catheterization and positive pressure ventilation. Am J Emerg Med. 13(5), 1995, 532-5.
4) Frykholm, P. et al. Clinical guidelines on central venous catheterisation. Swedish Society of Anaesthesiology and Intensive Care Medicine. Acta Anaesthesiol Scand. 58(5), 2014, 508-24.

中心静脈カテーテル② (下大静脈留置)

静岡県立総合病院 救急科 **古谷賢人**
同 集中治療科／急変対応科 **太田啓介**

KEY POINT

✓ 鼠径部から中心静脈カテーテルを挿入する際は、右側からのアプローチが優先されます。

✓ 鼠径部から中心静脈カテーテルを留置する際の適切なカテーテル先端の位置は、実は定まっていません。

✓ 長期に下大静脈に中心静脈カテーテルを留置する際は、腎静脈より頭側がよいかもしれません。

下大静脈留置が選択される症例

　中心静脈カテーテルを留置する際、「始めに内頸静脈もしくは鎖骨下静脈の穿刺が可能かを検討し、留置できない場合に大腿静脈を選択する」という方針をとっている病院が多いのではないでしょうか。その理由は鼠径部から中心静脈カテーテルを留置する場合（図1）、鎖骨下静脈に留置する場合と比較してカテーテル関連血流感染症のリスクが高いためです（表1）[1]。また鼠径部へのカテーテル挿入は離床の妨げとなり、患者が廃用症候群を発症してしまう可能性があることも理由のひとつとして挙げられます。

　なお、急性腎不全に対して緊急透析が必要な場合の透析用カテーテルは、①右内頸静脈、②下大静脈、③左内頸静脈、④利き手側の鎖骨下静脈の順に挿入部位を検討するように推奨されています[2]。下大静脈が左内頸静脈よりも優先されるのは、下大静脈の方が脱血不

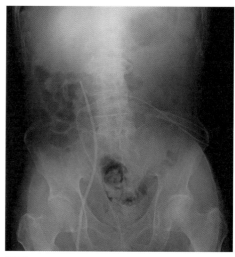

図1 右鼠径部から下大静脈に留置されたカテーテル

※カテーテルは透析用カテーテル

表1 下大静脈カテーテルのメリット・デメリット

メリット	デメリット
・挿入成功率が高い ・挿管の妨げにならない ・心肺蘇生の妨げにならない ・気胸のリスクがない	・血栓症のリスクが上昇する ・離床の妨げになる ・鎖骨下静脈穿刺より感染率が高い

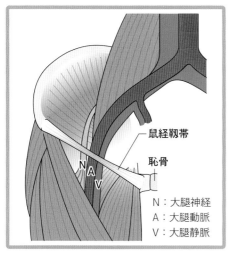

図2 鼠径部の解剖（文献3より作成）

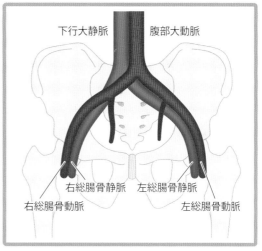

図3 総腸骨動静脈の位置関係

良を起こしにくいためです[2]。また、鎖骨下静脈ではカテーテルの感染率は他部位よりも低いですが、血栓が形成されやすく、維持透析に移行した際にバスキュラーアクセス作製の障害となるため優先度は低くなっています[2]。

メリットもある

鼠径部から中心静脈カテーテルを留置することの最大のメリットは、カテーテルを比較的容易に挿入できることです。大腿静脈は **図2** の通り、内側から大腿静脈、大腿動脈、大腿神経の順に位置しています[3]。大腿動脈は体表から触知しやすいため穿刺は比較的容易とされ、緊急時などではエコーを使用しないで穿刺する場合もあります。

X線ではカテーテルの先端が第2腰椎より頭側にあることを確認

鼠径部から中心静脈カテーテルを留置する場合は通常、右側からの穿刺が優先されます。その理由としては **図3** に示す通り、①右側の方が総腸骨静脈から下大静脈への移行が直線的であること、②左総腸骨静脈は右総腸骨動脈と立体交差しており、壁の薄い左総腸骨静脈が右総

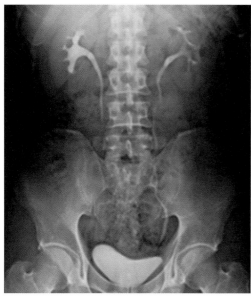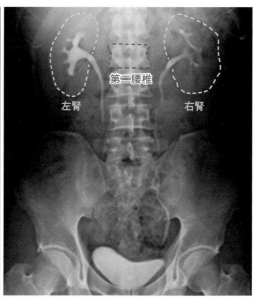

図4 腹部X線写真での腎臓の位置

経静脈性腎盂造影を行ったときの腹部X線写真。造影剤を使用すると腎臓の位置は判断できますが、通常のX線写真では腎臓の位置はわかりません。腎臓はL1～L3にあることを意識してX線を見てみましょう。

腸骨動脈により圧迫されやすく、交差部に血栓や狭窄をきたしやすいという2点が挙げられます。

　意外かもしれませんが、鼠径部から中心静脈カテーテルを留置する場合の適切なカテーテル先端の位置に関しては、実は定まった見解がありません。長期留置の際は腎静脈流入部より頭側がよいとされていますが[4]、短期間の留置であれば総腸骨静脈への留置でもよいかもしれません。挿入長としてはカテコラミンを使用する場合や長期留置が予想される場合では30cm以上となりますが、短期留置かつ輸液路確保目的であれば15～20cmとなります。なお、中心静脈圧をモニターする場合は横隔膜より上に位置することが望ましいとされています。

　では、どこに注目してX線写真を見ればよいのでしょうか？　残念ながらX線では腎静脈の位置を特定することができません。解剖学的に腎臓は第1腰椎～第3腰椎の高さに位置していることを考えると、カテーテルの先端が第2腰椎より頭側にあればよいと覚えておきましょう（図4）。

考えられる合併症

　鼠径部から中心静脈カテーテルを留置した際のカテーテルの迷入先としては、腰大静脈や下腹壁静脈、浅腹壁静脈、肝静脈が報告されています。また動脈に誤ってカテーテルを留置してしまった症例も報告されています。X線写真で普段見慣れない部位にカテーテルがある場合や点滴の滴下がイマイチな場合は、カテーテルの迷入を鑑別に挙げ積極的にCTを撮像するよう

にしましょう。そのほかの合併症としては後腹膜血腫、感染、深部静脈血栓症があるので注意が必要です。

引用・参考文献

1) Parienti, JJ. et al. Intravascular Complications of Central Venous Catheterization by Insertion Site. N Engl J Med. 373(13), 2015, 1220-9.
2) Khwaja, A. KDIGO clinical practice guidelines for acute kidney injury. Nephron Clin Pract. 120(4), 2012, c179-84.
3) 杉木大輔. 内頸静脈と大腿静脈への留置方法 手技の実際からトラブルシューティングまで. Hospitalist. 8(3), 2020, 427-40.
4) Frykholm, P. et al. Clinical guidelines on central venous catheterisation. Swedish Society of Anaesthesiology and Intensive Care Medicine. Acta Anaesthesiol Scand. 58(5), 2014, 508-24.

04

中心静脈カテーテル②〈下大静脈留置〉

05 胃管

浜松医科大学医学部附属病院 麻酔科・集中治療部 **小林真弓**
同 **青木善孝**

KEY POINT

✓ 胃管の位置確認は最終的にX線写真で行い、気泡音の聴取は不確実な確認方法であること
を認識しましょう。

✓ 胃管は正中を下降し、先端は横隔膜下にあるのが正常位置です（**図1**）。気管支に沿った走
行ではないことを確認しましょう。

✓ 胃管の先端位置は移動することがあるため、胸部X線で定期的に確認します。

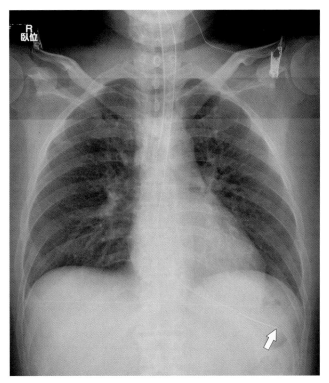

図1 正常な胃管位置の胸部X線写真

胃管は正中を下降し、先端（⇨）が横隔膜下にあるのが正常位置。

はじめに

　胃管とは鼻や口から胃内へ挿入する軟らかいチューブの総称であり、胃内容物の排出（ドレナージ、減圧）や薬剤・栄養剤の投与を目的とします。胃管は盲目的手技で簡単に挿入可能であり、病棟・ICU・手術室などさまざまな場面で使用されています。しかし、高齢者や意識レベルの低下した患者では咽頭反射、咳嗽反射が低下しており、胃管が気管内に誤挿入されるリスクが高くなります。

　また、気泡音聴取（聴診法）は不確実な確認方法であり、死亡事例を含めた医療事故が多数報告されています。そのため、胃管挿入後は最終的に全症例でX線写真を用いた位置確認をすることが大切です。

胃管位置の確認事項

　図2に胸部X線写真による胃管の位置確認の要点をまとめました。①が最も大切であり、胃管が正中に沿って進んでいることを確認します。胃管の気管への誤挿入は代表的な医原性合併症です。食道は図3のように正中に位置しているので、胃管が気管分岐部で側方に偏位することは気管への誤挿入を疑う所見となります。

　次に、②食道内の胃管に折れ曲がりやたわみがないことを確認します。胃管の素材は軟らかく

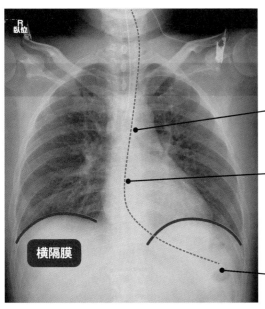

①胃管が正中を下降し、気管分岐部で主気管支に沿わずに引き続き正中を下降することを確認します。

②途中で折れ曲がっていたり、たわみがないことを確認します。

③椎体の正中付近で横隔膜を越えて、先端が胃内にあることを確認します。

図2 X線写真による胃管位置の確認事項

05

胃管

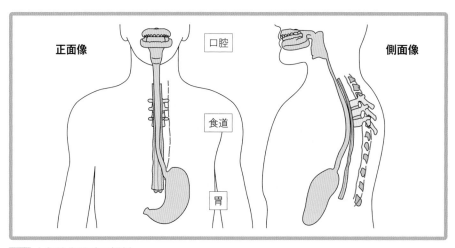

図3 上部消化器系の解剖

さまざまな原因で位置が変わる可能性があり、先端が食道内に留まり胃内に入っていない場合は胃管を進める必要があります。③椎体の正中付近で横隔膜を越え、胃内に先端があることを確認します。

上部消化器系の解剖

図3 のように、口腔、食道、胃という順番で上部消化器系は成り立っています。食道が脊椎前面の正中位を走行し、胃に入る直前に左側に偏位することは、胃管の位置確認に必要な知識です。

先端の位置異常

気管への誤挿入

図4 は気管に誤挿入された胃管位置を示す胸部X線写真です。この症例も、聴診で胃に入ったと判断されていました。聴診法の精度は感度79％、特異度61％と報告されており[1]、確実な確認方法ではありません。胃管から薬剤や栄養剤の投与を行う場合は、必ず投与前にX線写真で胃管先端が胃内にあることを確認することが重要です。

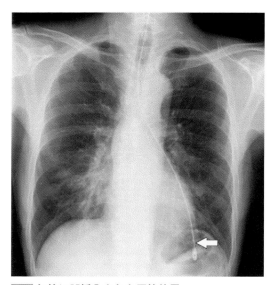

図4 気管に誤挿入された胃管位置

胃管が主気管支に沿って下降し、先端(⇦)は肺野に位置している。

経食道心エコーの抜去に
伴って生じた食道留置

図5は心臓血管外科術後に撮影された胸部X線写真です。胃管先端は食道内に留置されており、本来留置する位置より浅くなっています。この手術では経食道心エコーを使用しており、術後にエコーを抜去した際に胃管も引っ張られて浅くなったと推測されます。胃管を進めて、先端位置を再確認する必要があります。

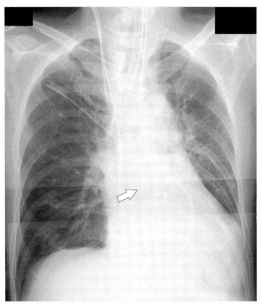

図5 **先端が食道内に留まっている胃管**

胃管は正中を下降するが、途中で走行が見えなくなっている。横隔膜下を探しても胃管先端はなく、よく見ると先端(⇨)は食道内に位置している。

胃管の先端形状

胃管は大きく分けて経管栄養用チューブとドレナージ用チューブに分類されます（図6）。一般的に経管栄養用チューブはX線不透過のセンチネルラインと先端誘導子により、X線での位置確認が容易です。ガイドワイヤーがついているタイプでは、X線写真撮影時に挿入したまま撮影するとチューブの走行がより確認しやすくなります。

胃管挿入に伴う合併症

①気管への誤挿入、②鼻出血、③消化管損傷、④胃管固定による鼻翼褥瘡が挙げられます。気管への誤挿入を避けるために、嚥下動作の可能な患者では嚥下時に胃管を進めるとよいでしょう（図7）。

05

胃管

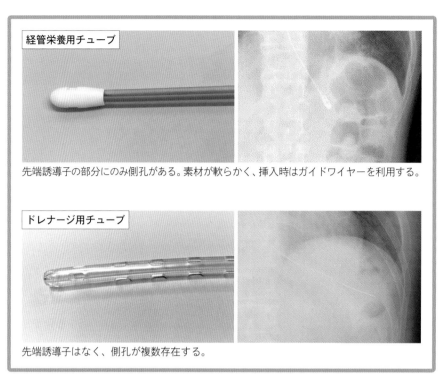

経管栄養用チューブ

先端誘導子の部分にのみ側孔がある。素材が軟らかく、挿入時はガイドワイヤーを利用する。

ドレナージ用チューブ

先端誘導子はなく、側孔が複数存在する。

図6 胃管の種類とX線写真で見た先端形状

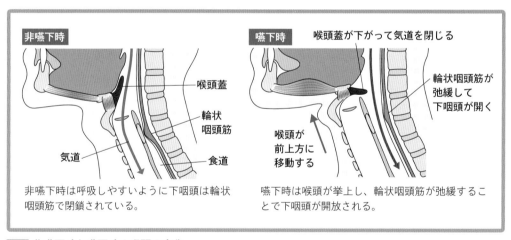

非嚥下時

喉頭蓋
輪状咽頭筋
気道
食道

非嚥下時は呼吸しやすいように下咽頭は輪状咽頭筋で閉鎖されている。

嚥下時

喉頭蓋が下がって気道を閉じる

輪状咽頭筋が弛緩して下咽頭が開く

喉頭が前上方に移動する

嚥下時は喉頭が挙上し、輪状咽頭筋が弛緩することで下咽頭が開放される。

図7 非嚥下時と嚥下時の喉頭の変化

引用・参考文献

1) Boeykens, K. et al. Reliability of pH measurement and the auscultatory method to confirm the position of a nasogastric tube. Int J Nurs Stud. 51(11), 2014, 1427-33.

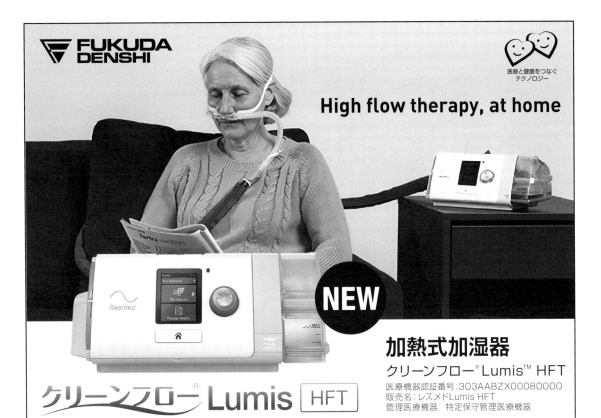 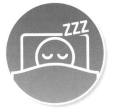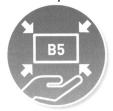
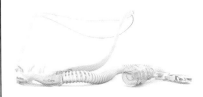

胸腔ドレナージチューブ

都立広尾病院 呼吸器外科 **横須賀哲哉**

KEY POINT

✓ 胸腔ドレナージの目的は、①胸膜腔に出現した空気や液体を体外に排出すること、②エアリークの程度や排液の性状・量をモニタリングすることです。ウォーターシールまたは必要なら持続吸引し、元来の肺の拡張に近づけます。

✓ ドレーンを入れたら、臨床所見や画像検査などを組み合わせて経過を判断していきます。

✓ 適応疾患は気胸、胸水（血胸や膿胸なども含む）、病態としては胸部手術後です。

胸腔ドレーンの理想的な位置

本稿では、胸腔ドレナージチューブの位置異常について考えていきます。胸腔ドレーンの理想的な位置は、病状によって変わってきます。仰臥位で空気（気胸）は腹側、液体（胸水）は背側に、立位ではそれぞれ頭側、尾側に貯留しやすくなります。

よって、臥位側面で考えると、気胸では 図1-A 、胸水では 図1-B のような位置になるのが理想的です。血気胸や有瘻性膿胸（気胸を伴う膿胸）のような病態を1本のドレーンで管理するなら 図1-C のような感じでしょうか。病態によっては複数のドレーンを要することもあり

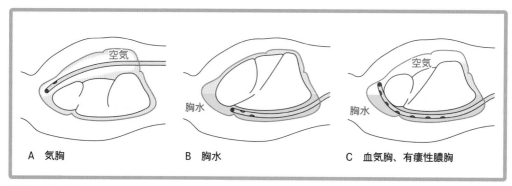

A 気胸 　　　B 胸水 　　　C 血気胸、有瘻性膿胸

図1 病態によって異なる胸腔ドレーンの位置

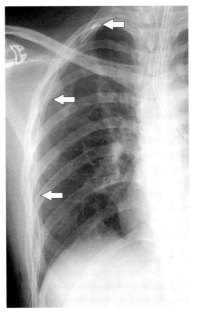

図2 理想的な位置

ます。胸部X線写真正面像で **図2** のように見えれば、ほとんどの病態で有効だと思われます。

胸腔ドレーンの位置異常

　まずは、しっかりと胸膜腔内（臓側胸膜と壁側胸膜の間）に入っていればOKです。よって、絶対的な位置異常は、胸膜腔内にはない（皮下や筋層内、肺実質などにある）ものです。

肺実質ドレーン

　肺実質ドレーンとは、肺自体（実質）にドレーンが突き刺さってしまっているものです。よって肺損傷を生じます。X線写真上は問題がないように見えることもあります（**図3-A**）。しかし、呼吸性変動の消失、著明に進行する皮下気腫で異常を察知し、CT（**図3-B**）で医原性肺損傷と確定診断されました。

葉間ドレーン

　胸腔ドレーンが「葉間」に留置されるのはあまり好ましくありません（**図4-A、B**）。**図4-C** のように肺に覆われてドレナージ効果が弱くなります。

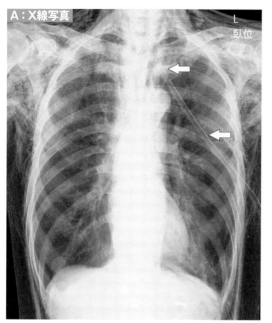
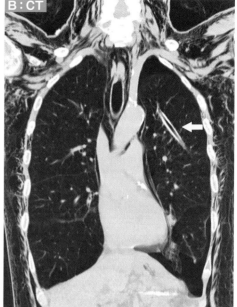

図3 肺実質ドレーン

X線写真では一見正常だが……。

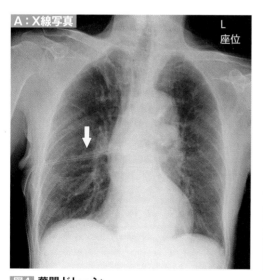

図4 葉間ドレーン

ドレーンが中下葉間に沿って留置されている。

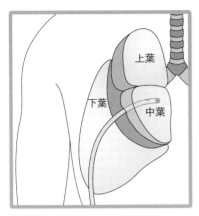

図4-C 葉間ドレーン（概念図）

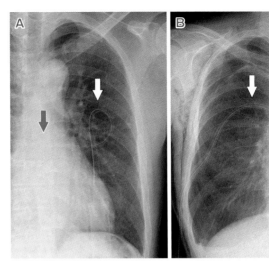

図5 X線写真に写るドレーンの屈曲

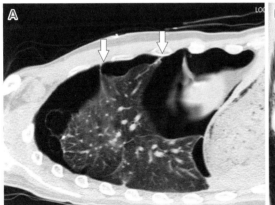

図6 CTに写るドレーンの屈曲

屈曲しているドレーン

図5のように、屈曲しているドレーンを見ることが時にあると思います。「これって大丈夫なのかな？」と心配になりますよね。このような屈曲は、癒着、あるいは深くて胸腔上部や縦隔などに当たって起こることが多いと考えられます。

胸部X線写真で同定できない胸膜癒着がCTで同定されることがあります。実例として、図5-A では 図6-A のような癒着のために屈曲しています。図5-B は 図6-B のように深すぎて縦隔に先当たりしています。

自発呼吸の患者では、葉間ドレーンやこのような屈曲しているドレーンでも、（呼吸性変動やエアリークの様子から判断して）効いていれば、このまま経過観察できることも多いです。しかし、人工呼吸管理中では気胸の改善が乏しく、皮下気腫が悪化することもあり、位置の修正や入れ替えの判断が必要になります。

良い胸腔ドレナージをするには

　挿入手技だけの問題ではなく、どこを刺入部にしてどの方向に進めるかを、事前のX線写真やCT（胸水なら当然エコーも）で十分に評価・検討することが重要です。さらに、透視室で行うと有効なドレナージチューブになる可能性が高まるので、もし行われていなければぜひ試してみてください。さまざまな状況（患者の全身状態や施設の動線、スタッフの人数など）が許すならば、とてもメリットが多いです。

　また、胸腔ドレナージに関して、「どうしたらいいんだろう」と迷う場合は、施設に呼吸器外科医がいればまずは相談するとよいでしょう。

　胸腔ドレナージの効果は、X線写真の所見だけでなく理学所見を併せて経時的に評価しましょう。

07 食道内圧バルーンカテーテル

救急振興財団 救急救命東京研修所／都立広尾病院 救命救急センター **中島幹男**

KEY POINT

✓ 胸部X線写真では、カテーテル先端の位置とバルーンマーカーの位置を両方確認！

✓ 先端は胃内にしっかり入っていること、バルーンマーカーは心陰影の真ん中あたりにあることを確認！

✓ 目盛り（単位は「cm」でなく「mm」）は通常の胃管と異なり、カテーテル先端からの距離でなく、バルーン先端からの距離であることに注意！

✓ 鼻先の目盛りで350～450mmぐらいが適切な位置のことが多い。

✓ 適切な位置は食道内圧波形を用いて決定！

✓ 前回の胸部X線写真と比較し、ズレがないか確認！

食道内圧バルーンカテーテルとは

　食道内圧の測定は、胸膜圧を低侵襲的にモニタリングする方法で、重症呼吸不全において経肺圧の推定、自発呼吸努力の評価、非同調の検出などを目的に使用される機会が増えています。正確な食道内圧の測定のためには、食道内圧バルーンが適切な位置に留置されていることが大前提となります。

　適切な位置にあるかどうかの判断は、実は画像によるものではなく、食道内圧の波形によります。圧曲線上に心臓の拍動によるアーチファクト（cardiac oscillation）が見られることが大切です。さらに自発呼吸がある場合は呼気ポーズによる気道内圧の変化と食道内圧の変化を比べて、位置を検証します。自発呼吸がない場合は呼気ポーズ中に胸壁を圧迫することにより、気道内圧の変化と食道内圧の変化を比べて、バルーンが適切な位置にあるかを検証します[1, 2]。このため、胸部X線写真による位置の確認は補助的なものとなります。しかしながら、食道内圧バルーンカテーテルの構造を理解し、解剖学的に適切な位置に留置されているか胸部X線写真でも評価することは重要であり、本書に組み込みました。なお、具体的な挿入手技については成書や製品説明書でご確認ください。

まずカテーテルの構造を理解しよう

　わが国においては入手できる食道内圧バルーンカテーテルは限られており、今回は近年最も普及していると思われる、HAMILTON C6/G5 人工呼吸器（HAMILTON MEDICAL、スイス）に接続して使用するNutrivent食道バルーンカテーテル（日本代理店：日本光電工業）について解説します。

　重要なことは次の3点です。

---

①バルーン部分の全長が10cmあり、その真ん中にマーカーがついている。

②バルーン先端からカテーテル先端までは25cmである。

③鼻先で挿入長を確認する目盛りは、カテーテル先端からの距離ではなく、バルーン先端からの距離である（**図1**）。

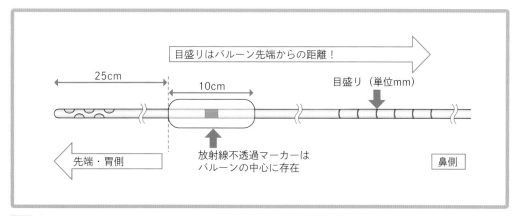

図1 **食道内圧バルーンカテーテルの構造**（Nutrivent：HAMILTON人工呼吸器用）

　この構造を知らないと、普段の経鼻胃管と同じようなつもりの挿入長で留置すると深すぎることになり、バルーンの位置も胃内まで達してしまいます。挿入前にバルーン先端を剣状突起に合わせ、そこから実際にカテーテルを体に当てて耳たぶを通り鼻の先端部までの距離の目安をつけておくといいでしょう。バルーン先端から350〜450mmで留置することが多いです[1]。

07

食道内圧バルーンカテーテル

シェーマで見る適切な位置

図2のようにバルーン部分が食道の下部3分の1にくるように留置します。両矢印のあたりであり、ちょうど心臓に重なるような位置となります。前述のようにバルーンの長さは10cmあり、その真ん中にバルーンマーカーがあるので、バルーンマーカーからさらに5cm下にもバルーンが存在することに注意してください。通常の胃管と同様にカテーテル先端位置の確認もしましょう。

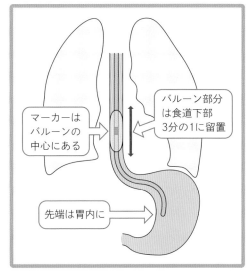

マーカーはバルーンの中心にある

バルーン部分は食道下部3分の1に留置

先端は胃内に

図2 適切な食道内圧バルーンの位置（模式図）

胸部X線写真で見る適切な位置

図3-Aは実際の胸部X線写真です。横の図3-Bと比較してカテーテルの走行、バルーンマーカー（矢印）、マーカーから上下5cmのバルーンのイメージをしましょう。また通常の胃管と同様に、カテーテル先端（矢頭）も確認しましょう。

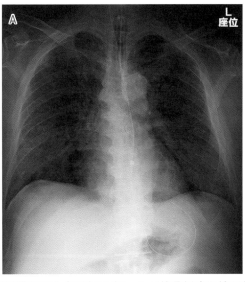
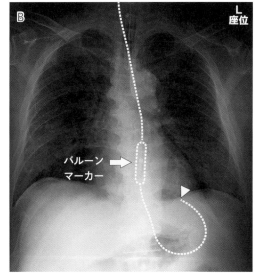

バルーンマーカー

図3 適切な食道内圧バルーンの位置（胸部X線写真）

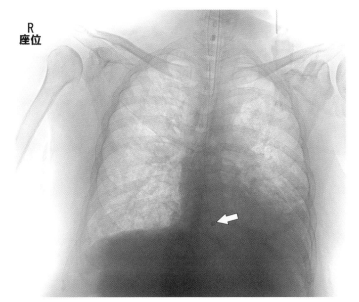

R
座位

図4 深すぎる食道内圧バルーンの位置

深すぎる画像

　図4 はやや深すぎる例です。バルーンマーカー（矢印）が横隔膜付近にあり、バルーン先端はおそらく胃内に入ってしまっています。カテーテルの先端は画像の範囲外で確認できません。最近は画像をフィルムに出力する施設は少なくなってきています。デジタル画像のX線写真でデバイスの位置を確認するときには、図4 のようにカテーテルが見やすい条件に変更してすることをおすすめします。さらに電子カルテ端末（パソコン）の画面ではなく、画像確認用の高精細モニターで確認するとさらに見やすく、ほかの所見の見落としも減らすことができます。

引用・参考文献

1) Mojoli, F. et al. Technical aspects of bedside respiratory monitoring of transpulmonary pressure. Ann Transl Med. 6(19), 2018, 377.
2) 妙中浩紀ほか. 食道内圧の測定方法. 人工呼吸. 36(2), 2019, 151-7.

スワン・ガンツカテーテル

浜松医科大学医学部附属病院 麻酔科・集中治療部 **姉崎大樹**
同 **青木善孝**

KEY POINT

✓ スワン・ガンツカテーテルの先端が椎体の正中から3〜5cm以内に留置されていることを確認します。

✓ X線写真では正確な位置が見にくいことがあるため、圧波形も同時に確認し、圧波形に異常が認められた場合は留置位置を変更します。

✓ カテーテル先端位置は基本的に毎日X線写真で確認し、正常位置のX線写真と比較します。

はじめに

　スワン・ガンツカテーテル（Swan-Ganz catheter；SGC）は肺動脈カテーテル（pulmonary artery catheter；PAC）とも呼ばれ、心臓手術や重症心不全の管理で多く利用されます。バルーン付きのSGCを、内頸静脈・鎖骨下静脈・大腿静脈などから挿入し、先端を肺動脈内に留置することで、肺動脈圧と肺動脈楔入圧を測定します。また、熱希釈法による心拍出量の測定、組織への酸素バランスの指標である混合静脈血酸素飽和度もモニタリングできます。

　SGCの患者予後改善に関する明確なエビデンスは確立していませんが[1]、SGCが重要な情報を提供する症例は存在します。本稿では、SGCの留置位置の確認方法について解説します。

SGC留置位置確認のチェックポイント

　SGC挿入直後はモニタリング可能な正常位置に調整されます。しかし、その後の体位変換や血管内容量変動で、カテーテル先端位置は変動することがあります。基本的にはSGC留置後は毎日X線写真を撮影して位置を確認します。留置位置の目安は、SGC先端が身体（椎体）の正中から3〜5cm以内の位置です（**図1、2**）。

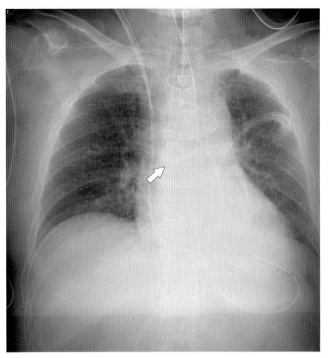

図1 正常なスワン・ガンツカテーテル位置の胸部X線写真

スワン・ガンツカテーテル先端(⇨)が椎体の正中から3〜5cm以内にあるのが正常位置。

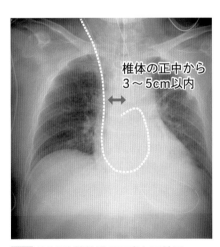

椎体の正中から
3〜5cm以内

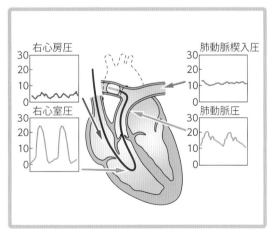

右心房圧

肺動脈楔入圧

右心室圧

肺動脈圧

図2 SGC先端位置の目安と圧波形

SGC先端が椎体の正中から3〜5cm以内(◄►)の正常位置にあれば、肺動脈圧波形が見られる。深すぎると肺動脈楔入圧波形、浅すぎると右心室圧波形が見られることがあり、位置を再調整する必要がある。

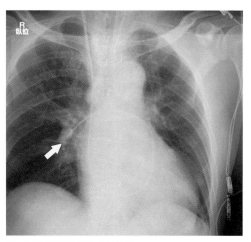

図3 深く留置されたSGC

SGC先端(⇨) が正中から5cmを超えて、バルーンを膨張しない状態でも肺動脈楔入圧波形が認められた。

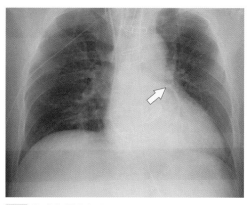

図4 浅く留置されたSGC

SGC先端(⇨) が正中から患者左側に認められる。圧波形を確認し、肺動脈圧波形が出現するところまでカテーテルを進める。

位置がずれている場合の対処法

SGC先端にある肺動脈は心拍動の影響を受けるため、X線写真では正確な先端位置が見にくいことがあります。X線写真でSGC位置が正常に見えても、圧波形が肺動脈楔入圧になっていれば深すぎると判断し、肺動脈圧波形になるまでSGCを引き抜きます（図3）。反対に圧波形が右心室圧波形になっていれば、SGCを深くし、先端を肺動脈内に留置します（図4）。

左肺動脈に留置されたケースの対処法

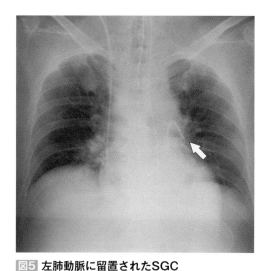

図5 左肺動脈に留置されたSGC

SGC先端(⇨) が左肺動脈の方向に進んでいる。

SGCは右肺動脈に留置されることが一般的ですが、まれに左肺動脈に留置される症例も存在します。その場合でも、SGCの先端が正中から3〜5cmの位置を正常と判断し、圧波形も確認します（図5）。

合併症

　SGCの位置確認を毎日行うのは、位置異常に伴う合併症が致命的であるためです。最も重症な合併症は肺動脈穿孔であり（図6）、発生頻度0.06～0.8％、死亡率30～70％と報告されています[2, 3]。

　SGCによる肺動脈穿孔例の約8割が肺高血圧を合併しており、肺高血圧による肺動脈拡張や動脈硬化、瘤形成、大きな圧勾配によってSGC先端位置が深くなってしまうことが肺動脈損傷の原因と考えられています。肺高血圧の患者ではSGC先端位置に特に注意する必要があります。

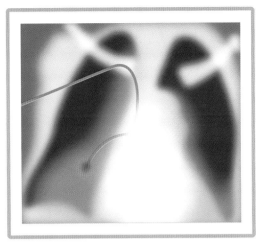

図6 SGCによる肺動脈穿孔

SGC先端（●）が正常より深く留置され、末梢側の右下肺野透過性が低下している。SGCによる肺動脈穿孔を疑い、精査を進める必要がある。

引用・参考文献

1) Schwann, NM. et al. Lack of Effectiveness of the Pulmonary Artery Catheter in Cardiac Surgery. Anesth Analg. 113(5), 2011, 994-1002.
2) Kearney, TJ. et al. Pulmonary Artery Rupture Associated with the Swan-Ganz Catheter. Chest. 108(5), 1995, 1349-52.
3) Tayoro, J. et al. Rupture of pulmonary artery induced by Swan-Ganz catheter: success of coil embolization. Intensive Care Med. 23(2), 1997, 198-200.

08

スワン・ガンツカテーテル

09 V-V ECMO

済生会宇都宮病院 救急・集中治療科 栃木県救命救急センター **角谷隆史**

同 **小倉崇以**

KEY POINT

✓ V-V ECMOとは、静脈（V）で血液を脱血して、人工肺で酸素化した後に静脈（V）に返し、呼吸補助を行うECMOモードです。

✓ どの血管から挿入され、どこで脱血や送血がされているのかを知っておく必要があります。

✓ 胸部X線写真ではカニューレ先端の位置をチェックしますが、適切な位置であること、また挿入時と比較して変化がないことを確認します（**図1**）。

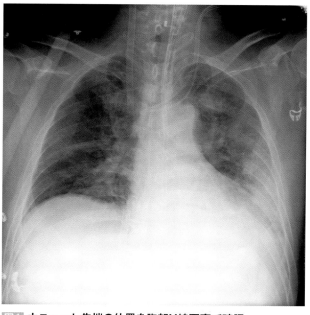

図1 カニューレ先端の位置を胸部X線写真で確認

V-V ECMOのconfiguration

V-V ECMOのconfiguration（コンフィギュレーション≒タイプ）は3種類あります（表1）。
①大腿静脈を経由して下大静脈（IVC）で脱血し、右内頸静脈に送血、②右内頸静脈を経由して右心房（右房）で脱血し、大腿静脈を経由して総腸骨静脈からIVCへ送血、③大腿静脈を経由してIVCで脱血し、右房内へ送血するものです。それぞれカニューレの適切な留置位置は異なるため、現在確立されているV-V ECMOが、どの血管を経由して、どこで脱血・送血が行われているかを知っておかなければなりません。さらに、良好なECMO流量が得られるよう

表1 V-V ECMOのconfiguration

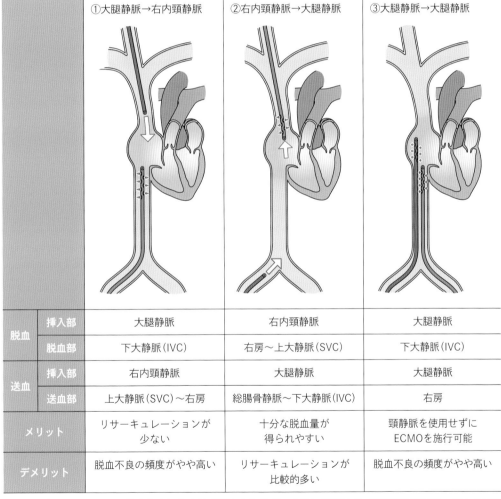

脱血	挿入部	大腿静脈	右内頸静脈	大腿静脈
	脱血部	下大静脈(IVC)	右房〜上大静脈(SVC)	下大静脈(IVC)
送血	挿入部	右内頸静脈	大腿静脈	大腿静脈
	送血部	上大静脈(SVC)〜右房	総腸骨静脈〜下大静脈(IVC)	右房
メリット		リサーキュレーションが少ない	十分な脱血量が得られやすい	頸静脈を使用せずにECMOを施行可能
デメリット		脱血不良の頻度がやや高い	リサーキュレーションが比較的多い	脱血不良の頻度がやや高い

表1内見出し：①大腿静脈→右内頸静脈　②右内頸静脈→大腿静脈　③大腿静脈→大腿静脈

＊リサーキュレーション：酸素化された血液が送血されるが、全身に循環せず、再度ECMO回路へ脱血されてしまう現象

09
V-V ECMO

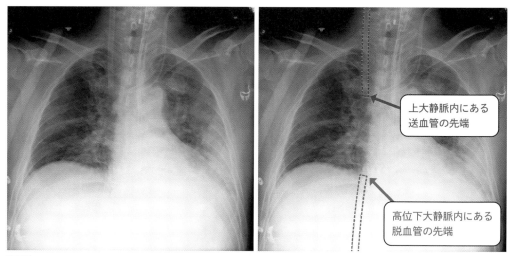

上大静脈内にある
送血管の先端

高位下大静脈内にある
脱血管の先端

図2 脱血管と送血管の位置（大腿静脈→右内頸静脈）

脱血管の先端位置を調整することも多く、病室入室時のカニューレ留置位置を、コントロール基準として把握しておく必要があります。

　以上のことから、胸部X線写真ではカニューレの先端が適切な位置にあること、さらに、留置時の位置と比べて変化がないことを確認します。

①大腿静脈→右内頸静脈（図2）

　大腿静脈から挿入された脱血管を経由してIVCから脱血を行い、右内頸静脈から上大静脈（SVC）、右房に向けて送血を行うV-V ECMOです。脱血管はIVC内に留置することが多く、IVC内の血液しか脱血することができないため、血液流量を上げると脱血不良を起こしてしまいます。

　高位下大静脈は、周囲の肝実質構造によって管腔構造が維持されやすく、虚脱しにくい部位です（図3）。そのため、脱血管の先端は肝内の高位下大静脈に留置します。送血管の先端は上大静脈（SVC）の右房に近接した位置に留置され、右内頸静脈から送血された血液は、右房から右心室（右室）へ送られることがほとんどです（図4）。また、サイドホールのある脱血管において、脱血効率はカニューレの近位側が最も高いため（図5）[1]、リサーキュレーションが少ない挿入位置となります。

　胸部X線写真では、脱血管が高位下大静脈内に、送血管の先端が右房に近接した位置にあることを確認します（図2）。

②右内頸静脈→大腿静脈（図6）

　右内頸静脈から挿入された脱血管を経由して、右房から脱血し、大腿静脈から送血する方法

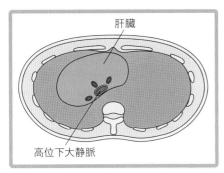

図3 高位下大静脈の位置（脱血管の位置）

肝臓

高位下大静脈

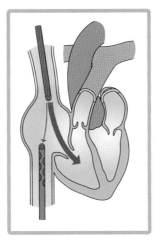

図4 送血された血液は右房から右室へ送られる（送血管の位置）

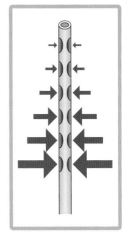

図5 脱血効率の違い

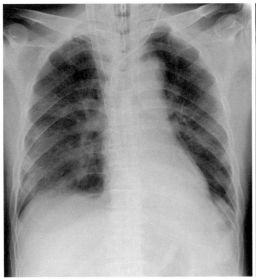

右房内にある脱血管の先端

図6 脱血管の位置（右内頸静脈→大腿静脈）

です。脱血管の先端が右房という大きな空間に位置するため、脱血が安定しやすいという利点があります。一方で、大腿静脈から送血された血液が、右房内の脱血管から再度ECMO回路へ流れてしまうため、リサーキュレーションが多い方法でもあります。また、内頸静脈に太い脱血カニューレを挿入することになるため、血管損傷や心損傷のリスクが高い上に、仮にそれらが発生した場合には大惨事となります。

　胸部X線写真では、脱血管の先端が右房内であることを確認します（図6）。気管分岐部下

端から平均3.4cm[2)]尾側（図7）に右房があることを参考にするとよいでしょう。本症例では、経食道心エコー検査を用いながら、右房中央あたりまで挿入されました。送血管の先端は、胸部X線写真の撮像範囲には見られないため、腹部X線写真にて確認を行います。挿入されるカニューレの長さによりますが、下大静脈あるいは総腸骨静脈内に先端が位置することが多いです。

③大腿静脈→大腿静脈（図8）

一側の大腿静脈から脱血管を挿入して、高位下大静脈内に留置します。そして、対側の大腿静脈から送血管を挿入して、先端を右房内に留置する方法です。内頸静脈からカニュレーション

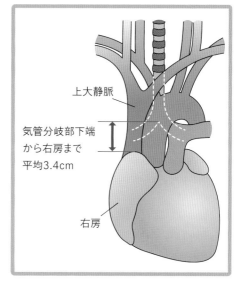

図7 右房内の脱血管の先端位置

（上大静脈／気管分岐部下端から右房まで平均3.4cm／右房）

を行うことが困難な患者（例：頸静脈血栓症など）において、下肢の血管のみでECMO回路を確立することができるのが特徴です。①の方法と同様に、脱血不良のリスクがありますが、頸静脈を利用せずにV-V ECMOを確立できるというメリットがあります。一方で、IVCに2本

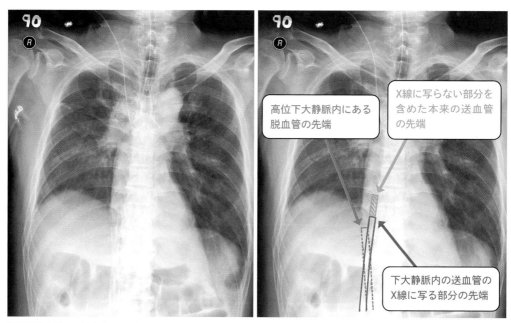

（高位下大静脈内にある脱血管の先端／X線に写らない部分を含めた本来の送血管の先端／下大静脈内の送血管のX線に写る部分の先端）

図8 送血管の先端位置に注意！（大腿静脈→大腿静脈）

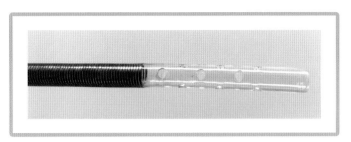

図9 コルティバBio-Medicus™フェモラルカニューレ

（日本メドトロニック）

のカニューレを挿入する必要があるため、IVC損傷回避のためにカニュレーション手技は透視下法に限定されやすくなります。

　胸部X線写真では、脱血管が高位下大静脈内にあることを確認します。送血管は、先端が右房内にあることを確認します。ただし、送血管に使用されるカニューレの中には、先端部分がX線には写らないものがあるため、注意が必要です（図8）。一例として、コルティバBio-Medicus™フェモラルカニューレは図9のように、先端約4cmが非強化型となっており、X線写真に写りません（図8-Bの緑の斜線部）。

引用・参考文献

1) Lindholm JA. Cannulation for veno-venous extracorporeal membrane oxygenation. J Thorac Dis. 10(Suppl 5), 2018, S606-S612.
2) Schuster, M. et al. The carina as a landmark in central venous catheter placement. Br J Anaesth. 85(2), 2000, 192-4.

09

V-V
ECMO

10 V-A ECMO（PCPS）

独立行政法人国立病院機構 災害医療センター 放射線科 **平木咲子**

京都大学大学院医学研究科 予防医療学分野 **岡田遥平**

KEY POINT

✓ 脱血管や送血管の挿入は、状況が許す限りX線透視下で！ やむを得ず非透視環境で挿入する場合は、ポータブルX線写真を活用！

✓ ワイヤーや脱血管・送血管挿入時はX線写真で必ず位置を確認！

✓ 管理中も脱血管や送血管の先端位置の確認は重要！

V-A ECMOとは？

体外式膜型人工肺（extracorporeal membrane oxygenation；ECMO）は人工肺とポンプを使用した体外循環装置であり、心肺停止蘇生後などの重症呼吸不全や重症循環不全に対して一時的に呼吸や循環を補助する目的で使用されます。

中でもV-A ECMOは静脈脱血–動脈送血のECMOであり、一般に大腿静脈に挿入した脱血管から全身の血液をECMOの人工肺で酸素化し、大腿動脈に挿入した送血管から体内に戻します。経皮的心肺補助（percutaneous cardiopulmonary support；PCPS）と同義で、呼吸・循環の補助を行います。ECMOにおいてX線写真は、脱血管や送血管を挿入するときやECMO管理中の脱血管や送血管の先端位置の確認に使用します（図1）。

ポータブルX線写真撮影を使用した挿入方法

脱血管や送血管の挿入は、状況が許す限りX線透視下で行うことが望ましいです。やむを得ず非透視環境で挿入する場合には、ポータブルX線写真を活用します。

ワイヤーの挿入

ECMOカニューレ挿入時は、先行して大腿動静脈にシースで血管確保をされている場合が

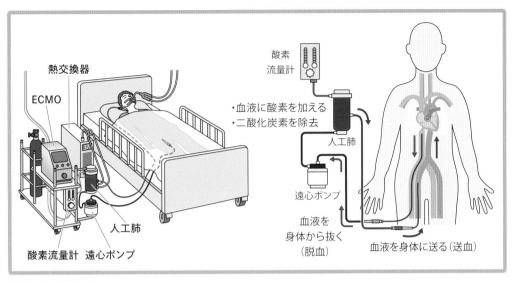

図1 V-A ECMO

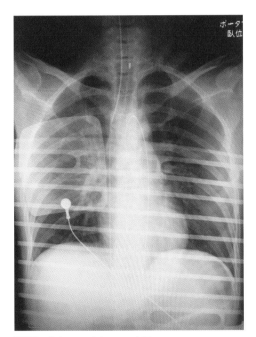
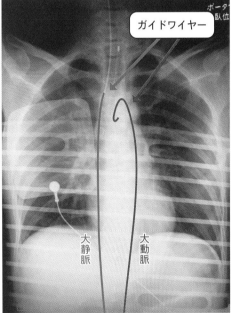

図2 ガイドワイヤーの確認

自動心肺蘇生機がありやや見にくいですが、2本のガイドワイヤーの走行は下行大動脈と大静脈内の走行と一致しており、それぞれ目的の血管内に挿入できていることが確認できます。

多いです。既存のシースからガイドワイヤーを挿入し、X線写真でガイドワイヤーが下大静脈内と下行大動脈内にあることを確認します（**図2**）。これは走行のみで判断するため、ガイド

ワイヤーが抵抗なく挿入されていることが前提となります。ガイドワイヤー挿入時に抵抗がある場合はガイドワイヤーの迷入や血管損傷を生じている可能性がありますので、ワイヤーはそれ以上進めずにシース内までいったん戻します。

脱血管・送血管の挿入

　ガイドワイヤーが血管内にあることが確認できたら、シースを抜去して順々にダイレーションを行い、送血管と脱血管を挿入します。送血管は19Fr前後を選択し、左右いずれかの大腿動脈から挿入します。脱血管は22Fr前後を選択し、左右いずれかの大腿静脈から挿入し、先端は下大静脈と右心房の移行部に位置付けます。

　ダイレーターや送血管、脱血管は非常に硬く、血管内にあるガイドワイヤーに追従させて挿入した場合にも、カニューレやガイドワイヤーが血管外に逸脱することは珍しくありません。一刻を争う状況だからこそ合併症を生じさせないことが重要であり、より慎重な手技が求められます。ガイドワイヤー挿入時に抵抗を感じたら無理に進めずに、ポータブルX線写真で状況の確認を行うことが結果的には近道となります（図3）。

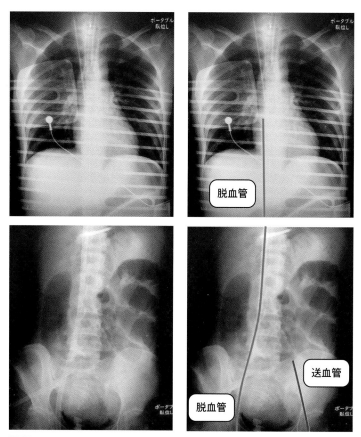

図3 脱血管・送血管の位置確認

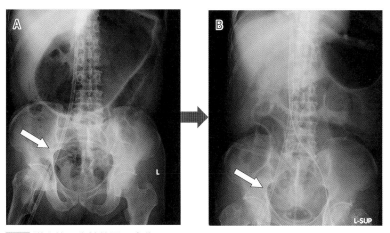

図4 送血管の先端位置の変化

Aに比べてBでは送血管の先端位置（⇨）が抜けていることがわかります。送血管は挿入長がより短いため、先端位置の移動には特に注意が必要です。

管理中の注意事項

　V-A ECMO挿入後、ICUで管理をするときは、できる限り毎日ポータブルX線写真で送血管と脱血管の先端位置を確認することが望ましいです。カニューレを皮膚に固定していても緩んでくる可能性があり、また、浮腫により体が膨張して体内のカニューレの先端位置が徐々に抜けてしまうケースも少なくありません。V-A ECMO管理中はカニューレ位置のわずかなずれが送血不良や脱血不良につながるだけでなく、最悪の場合はカニューレが抜けてしまうことも経験されます。そのためカニューレの先端位置の確認は重要です。

　ポータブルX線写真では、骨などの浮腫や体位によって移動することが少ない部位を指標として、カニューレの先端位置や走行が挿入時のX線写真と差異がないことを確認します（図4）。

⑪ IABP（大動脈内バルーンパンピング）

済生会宇都宮病院 救急・集中治療科 栃木県救命救急センター **三角香世**

同 **小倉崇以**

KEY POINT

✓ IABPは胸部下行大動脈内にバルーンを留置し、拡張させることで循環補助を行うデバイスです。

✓ 胸部X線写真でのIABPの適切な留置位置を知りましょう。

✓ IABPを挿入している患者では、胸部X線写真を毎日確認し、位置異常が生じた際には速やかに対応します。

IABPとは

IABPはバルーンを胸部下行大動脈内に留置し（図1）、心電図や動脈圧などをトリガーとして自己心拍に同期し、駆動装置より供給されるヘリウムガスによって、バルーンを左室拡張期に拡張、左室収縮期に収縮させる装置です。

心臓の拡張期にバルーンが急速に拡張することで、バルーンより中枢側の拡張期圧を上昇させて冠血流を増加させます（diastolic augmentation、図2-A）。冠血流の3分の2は拡張期に流れるために、拡張期にバルーンを充満させることで冠動脈への圧が上昇し、血流が増

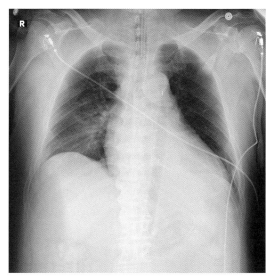

図1 胸部下行大動脈内に留置されたバルーン

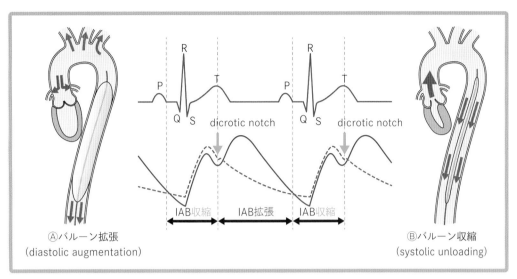

図2 バルーンの拡張と収縮

加することになります。また、収縮期にバルーンが収縮することで左心室の後負荷が減少し、心拍出量を増加させ、心筋酸素消費量を減少させます（systolic unloading、**図2-B**）。

サイズの選択

IABPを理想的な位置に挿入するためには、サイズの選択も重要です。患者の身長を参考にデバイスを適切に選択します（**表1**）。

表1 身長に対するバルーン推奨サイズ

身　長	155cm未満	155cm以上 165cm未満	165cm以上
バルーン容量	30cc	35cc	40cc
バルーン長	178cm	203cm	229cm

IABP留置位置のモニタリング方法

適切な位置

IABPはIABPバルーンの先端チップが大動脈弓部から2cm足側に、また、バルーン下端が

腹腔動脈分岐部よりも頭側に留置するのが適切な位置です（図3）。大動脈弓部から2cm足側の高さは、気管分岐部の高さとおおよそ一致します。腹腔動脈の分岐の高さは胸部X線写真のみでは正確にはわからないため、CTなどで腹腔動脈分枝血管の位置を確認しておく必要があります。

IABPは体位変換などで位置が容易に変化するため、IABPが留置されている患者では1日1回の胸部X線写真撮影を行い、IABPの位置が前日と比較してずれていないかを確認します。

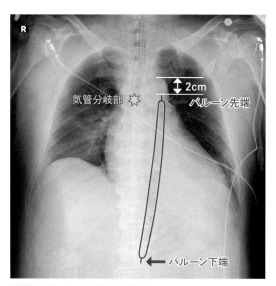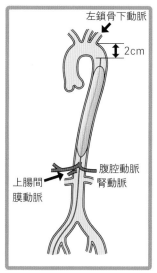

図3 バルーンの適切な位置

位置異常による合併症

IABPの位置異常は、血管を閉塞させ臓器虚血を生じさせる可能性があります。IABPのバルーン先端部が大動脈弓部分枝を閉塞することで脳血流を低下させる場合と、バルーン側壁が腹部分枝を閉塞する場合があります。バルーンは拡張と収縮を繰り返すため臓器虚血は生じにくいと思われますが、大動脈内壁の片側に常に接した状態が持続すると臓器虚血が起こることがあります。IABPによる臓器虚血が疑われる場合には、速やかに位置の変更や抜去、またはサイズを変更しての再挿入を行います。

位置異常①

IABPの先端が大動脈弓部から2cmを超えて大幅に足側へ移動しています（図4）。そのため、IABP全体が低く位置し、下端は腎動脈分岐以遠となっていることが予想されます。透視を用いて適切な位置に留置していても、患者移動や体位変換などでずれてしまうことがあります。

特に動脈硬化で大動脈の蛇行が強い患者では、安定性が悪くIABPの位置が容易にずれて位置異常を生じやすいため注意が必要です。位置異常を発見したら速やかに位置を調整し、再度X線写真で位置の確認を行います。

位置異常②

　身長150cmの患者に35ccのIABPを留置した症例です（**図5**）。胸部X線写真では、IABPは適切な位置に留置できているように見えます。しかし、CTを確認するとIABPのバルーン下端が腹腔動脈を越えて留置されています。腹部臓器障害が生じた場合には、IABPのサイズを変更して再挿入する必要があります。

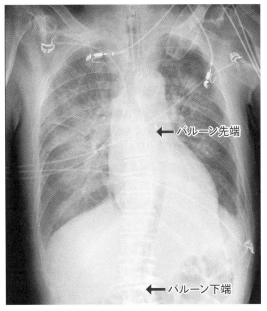

← バルーン先端

← バルーン下端

図4 **IABPの先端が足側へ移動**

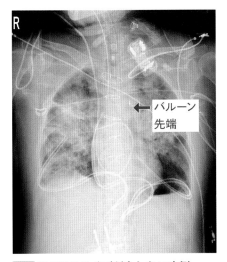

← バルーン先端

図5 **IABPのサイズが合わない症例**

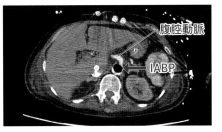

腹腔動脈

IABP

11

IABP（大動脈内バルーンパンピング）

引用・参考文献

1）UpToDate. Intraaortic balloon pump counterpulsation. https://www.uptodate.com/contents/intraaortic-balloon-pump-counterpulsation?search=IABP&source=search_result&selectedTitle=1~87&usage_type=default&display_rank=1

⑫ IMPELLA（補助循環用ポンプカテーテル）

済生会宇都宮病院 救急・集中治療科 栃木県救命救急センター　**三角香世**

同　**小倉崇以**

KEY POINT

✓ IMPELLAとは、カテーテル式の小型軸流ポンプ循環補助装置です。

✓ カテーテルの吸入部を左心室に、吐出部を上行大動脈に留置し、モーター（インペラ）を回転させることで左心室補助が可能となります。

✓ 胸部X線写真でIMPELLAが適切な位置に留置できているか、位置異常が生じていないか確認します。

IMPELLAとは

　IMPELLAは、カテーテル式の小型軸流ポンプ循環補助装置です。カテーテル先端の吸入部を左心室内に留置し（図1）、左室から脱血した血液を小型のモーターによる軸流ポンプ（インペラ）で上行大動脈に位置する吐出部から順行性に送血することで体循環を補助します。

　IMPELLAにより適切な循環補助を行うためには、IMPELLAカテーテルが適切な位置に留置されていることが重要です。IMPELLAの位置の確認は、胸部X線写真のほかに心エコー検査やIMPELLA制御装置のポンプ位置波形とモーター波形を用いて行います（図2）。

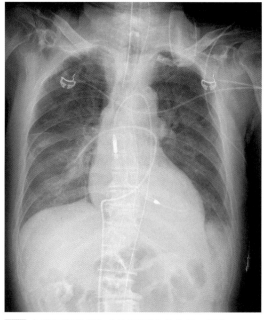

図1 心臓に留置されたIMPELLAカテーテル

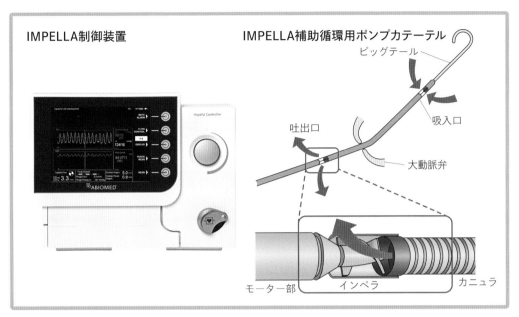

図2 IMPELLA機器（画像提供：日本アビオメッド）

IMPELLAの種類

　現在、日本で使用可能なIMPELLAは3種類です（表1）。最大補助流量に違いがあり、目的や血管径に応じて必要なデバイスを選択して使用します。

表1 IMPELLAカテーテルの種類

	IMPELLA 2.5	IMPELLA CP	IMPELLA 5.0
最大補助流量	2.5L/min	3.7L/min	5.0L/min
カテーテルシャフト径	9Fr	9Fr	9Fr
ポンプ径	12Fr	14Fr	21Fr
挿入方法	経皮的	経皮的	カットダウン

IMPELLA留置位置のモニタリング方法

胸部X線写真での適切な位置

　IMPELLAは、吸入部を含むカテーテル先端が左心室にあり、僧帽弁や乳頭筋などの左心室内構造物に接触しないように留置します。また、IMPELLAの吐出部は大動脈弁に接さず、大動脈弁より上部に位置するように留置します（図3）。

　IMPELLAが留置されている患者では、胸部X線写真でIMPELLAの位置が前日と比較してずれていないかを必ず確認します。前日と比較して位置が変化している場合や位置異常が疑われた場合には、次に説明するIMPELLA制御装置のポンプ位置波形や心エコー検査を合わせてIMPELLAの位置を確認し、必要であれば位置調整を行います。

IMPELLA制御装置でのポンプ位置波形

　IMPELLA制御装置に表示されるポンプ位置波形とパルス波形はIMPELLA 2.5およびCPと、IMPELLA 5.0では異なります。ここでは、日常診療で多く用いられるIMPELLA 2.5およびCPの波形を用いて説明します。IMPELLA 5.0の波形は異なるため、テキスト[1]などを参考にしてください。

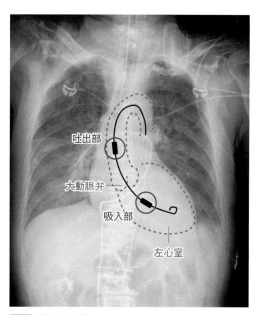

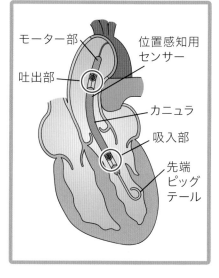

図3 適切な位置

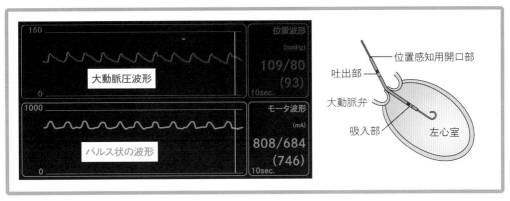

図4 **ポンプ位置画面**（文献1を元に作成）

位置波形

　位置波形は、IMPELLA制御装置のポンプ位置画面の上段に表示されます（**図4**）。カテーテル上の位置感知用開口部で得られた圧を波形で示したものです。位置感知用開口部は吐出部の少し上部に位置しています。そのため、正常での位置波形は大動脈圧波形となります。

モーター波形

　モーター波形はIMPELLA制御装置のポンプ位置画面の下段に表示されます（**図4**）。吸入部と吐出部の圧差を波形で示したもので、正常ではパルス状の波形となります。

　正しい組み合わせは、位置波形が大動脈圧波形、モーター波形がパルス状の波形です。

心エコー

　心エコー検査はベッドサイドで簡便かつ正確にIMPELLAの位置を確認できる手段です。胸部X線写真やポンプ位置波形で位置異常が疑われた場合は、心エコー検査でIMPELLAがどのように心臓に留置されているかを確認し、位置調整を行います。

　心エコーでは、吐出部から吸入部までのカテーテルは2本の白い線に見え、吸入部からカテーテル先端までは1本の白い線に見えます（**図5**）。傍胸骨左縁長軸像で心臓を描出し、大動脈弁下から吸入部までの距離（大動脈弁から2本線のカテーテルが見える距離）は3.5cmが理想です。ただし、IMPELLA挿入時に透視下で適切な位置に留置した際に、心エコーで大動脈弁下から吸入部までの距離を計測しておき、日々変化していないか確認することも重要です。

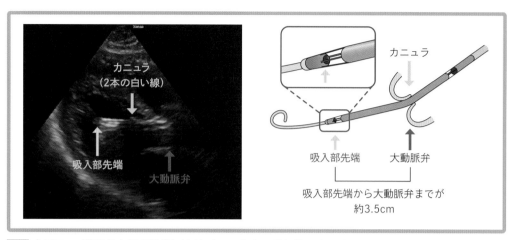

図5 心エコー（傍胸骨左縁長軸像）（文献1を元に作成、画像提供：日本アビオメッド）

位置異常

①カテーテル先端が抜けかかっている（図6）

　胸部X線写真で、IMPELLA先端が左室心尖部に位置しておらず抜けかかっていることがわかります（図6）。IMPELLA制御装置でのポンプ位置波形は大動脈圧波形ですが、モーター波形がフラットになっています。実際に心エコーで確認すると、吸入部が大動脈弁とほぼ同位置にありIMPELLAが抜けてしまっています。

②カテーテルが深く入りすぎている（図7）

　胸部X線写真ではありませんが、透視画像でIMPELLAが深く入りすぎていることがわかります（図7）。IMPELLA制御装置のポンプ位置波形は心室圧波形となり、モーター波形がフラットになっています。心エコーでは、吸入部が4cm以上大動脈弁より下になり、噴出部が大動脈弁より下に位置しています。

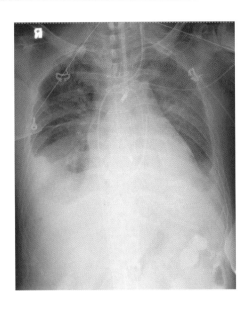
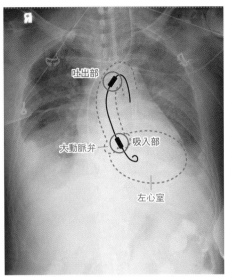

吐出部

大動脈弁 吸入部

左心室

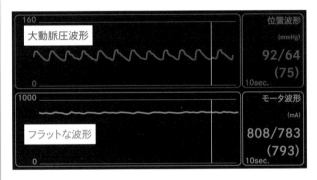

160　　　　　　　　　　　　　　　　位置波形
大動脈圧波形　　　　　　　　　　　　(mmHg)
　　　　　　　　　　　　　　　　　92/64
0　　　　　　　　　　　　　　　　　(75)
　　　　　　　　　　　　　10sec.

1000　　　　　　　　　　　　　　　モータ波形
　　　　　　　　　　　　　　　　　(mA)
フラットな波形　　　　　　　　　　808/783
0　　　　　　　　　　　　　　　　　(793)
　　　　　　　　　　　　　10sec.

カテーテル位置

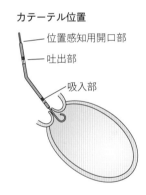

位置感知用開口部
吐出部
吸入部

心エコー図

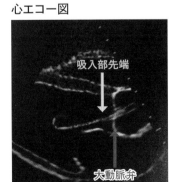

吸入部先端

大動脈弁

図6 **カテーテル先端が抜けかかっている**（文献1を元に作成、画像提供：日本アビオメッド）

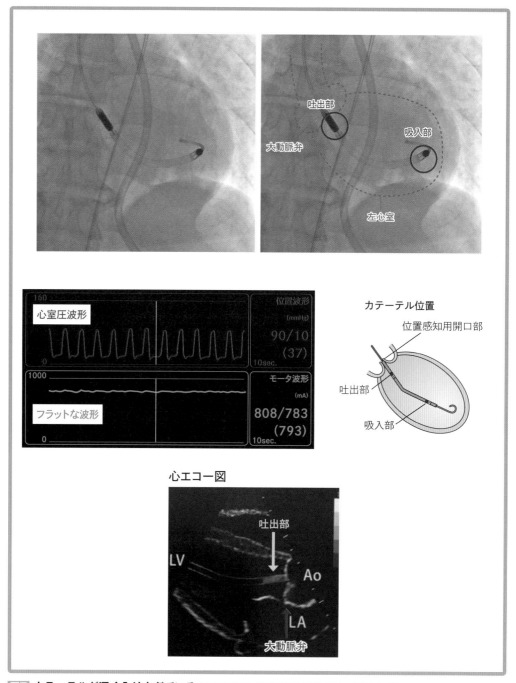

図7 カテーテルが深く入りすぎている（文献1を元に作成、画像提供：日本アビオメッド）

引用・参考文献

1）Impellaテキストブック. 日本アビオメッド. 2020, 86-91, 114.

⑬ REBOA（大動脈遮断バルーン）

独立行政法人国立病院機構 災害医療センター 放射線科 **平木咲子**

京都大学大学院医学研究科 予防医療学分野 **岡田遥平**

KEY POINT

✓ REBOAはX線透視下での挿入が望ましいが、非透視環境で挿入せざるを得ない場合にはポータブルX線写真を活用する！

✓ ガイドワイヤーを挿入したらポータブルX線写真で下行大動脈内にあることを確認後に、目的の位置に留置する！

✓ REBOA管理中はバルーンの位置が変化する可能性があるから、適宜確認が必要！

REBOAとは？

　Resuscitative Endovascular Balloon Occlusion of the Aorta（REBOA）とは、多発外傷などによる腹部や骨盤などの横隔膜下の出血による出血性ショックに対してバルーンカテーテルを用いて蘇生的に下行大動脈の血流を遮断することです。一般に、大腿動脈から専用のバルーンカテーテルを挿入して大動脈内でバルーンを拡張させ、遮断した部位より中枢側の臓器血流を保ち、遮断した部位より末梢側の出血を一時止血する目的で使用します。

　安全性を考えるとX線透視下での挿入が望ましいですが、初療室などの非透視環境で挿入せざるを得ない場合にはポータブルX線写真を活用します。合併症なく確実にREBOA挿入や管理を行うために必要なX線写真の読影ポイントを概説します。

ポータブルX線検査を使用した挿入方法

ガイドワイヤーの挿入

　大腿動脈に挿入したシースから目的の長さのガイドワイヤーを挿入したら、ポータブルX線写真でワイヤーが下行大動脈内にあることを確認します（**図1**）。これは走行のみで判断するため、ガイドワイヤーが抵抗なく挿入されていることが前提となります。ガイドワイヤー挿入

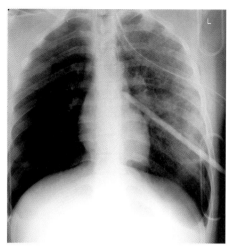
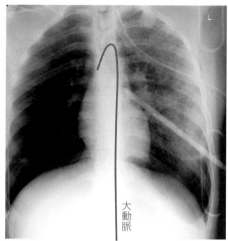

図1 ガイドワイヤーの確認

時に抵抗がある場合は、ガイドワイヤーの迷入や血管損傷を生じている可能性がありますので、ワイヤーはそれ以上進めずにシース内までいったん戻します。

REBOA挿入

REBOAはバルーン位置により血流遮断の領域が変化するため、目的の位置を定めて留置します。

肝損傷、脾損傷などの腹部臓器からの出血（腹腔動脈領域）の場合や、出血源は未特定だが心停止が切迫している場合などはZone①に留置します。骨盤骨折や産科危機的出血のように出血源が骨盤内のみと判明している場合はZone③に留置することで、腹部臓器の虚血合併症のリスクを回避します（図2）。

バルーンの位置

バルーンカテーテルの挿入長は、次のいずれかの方法で確認します。
①挿入前に体表から類推して測定
②挿入後にX線写真で確認

X線写真では、2カ所の金属マーカーでバルーンの位置を確認することができます（図3）。

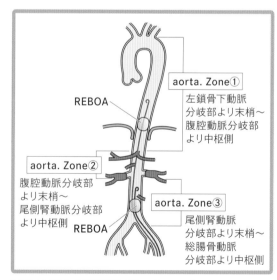

図2 REBOA留置位置（3つのzone）

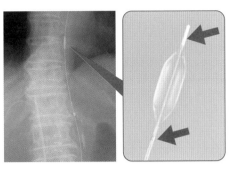

図3 バルーン金属マーカー

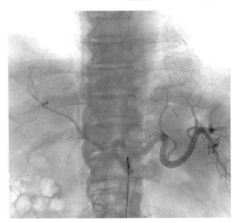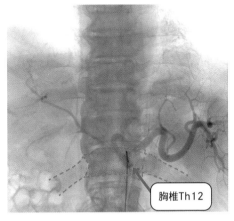

胸椎Th12

図4 腹腔動脈の位置

血管造影検査の画像です。通常、肋骨が起始している最尾側の椎体が胸椎Th12です。その椎体下縁レベルから腹腔動脈が起始しています。

血管の位置

REBOAは遮断部位より末梢側の血流が遮断されるため、バルーンは止血したい血管の分岐部より中枢側に留置します。ポータブルX線写真で血管分岐部は確認できませんので、基本的な分岐部の目安をあらかじめ知っておく必要があります。腹腔動脈分岐部は胸椎Th12左下縁を目安にします（図4）。留置時は、目的血管の目安よりも中枢側にバルーンを留置します（図5）。

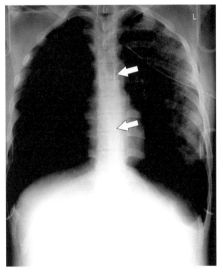

図5 REBOA挿入後（aorta Zone①）

腹腔動脈分岐部があると思われる胸椎Th12下縁よりも十分に頭側にバルーンを位置付けます。

管理中の注意事項

　目的の位置にREBOAを挿入して固定した場合も、バルーン操作（拡張／収縮）や動脈圧によってカテーテルにたわみが生じて、意図せずバルーンの位置が中枢側や末梢側へ移動することがあります（**図6、7**）。意図しないバルーン位置の変化は、止血したい血管の不完全遮断や目的外血管の血流遮断のリスクとなり、不確実な一時止血や意図しない腹部臓器虚血につながりかねません。REBOA管理中はバルーンの位置が変化する可能性があることを念頭に置き、挿入時だけでなくCT撮像時などに適宜位置を確認することが必要です。

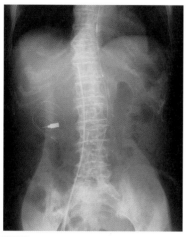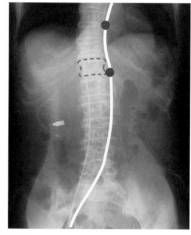

尾側の金属マーカーが胸椎Th12下縁に位置しています。バルーンを拡張し、CT室に移動しました。

図6 REBOA挿入時のポータブルX線写真

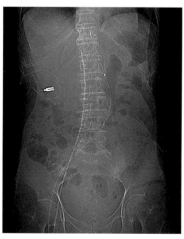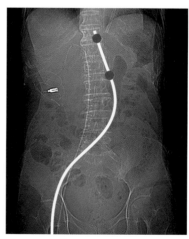

バルーンカテーテルがたわみ、尾側の金属マーカーが胸椎Th12より末梢側に移動しています。

図7 図6の症例：ポータブルX線写真直後のCT撮像時のスカウト画像

引用・参考文献
1）　DIRECT研究会監修. DIRECT REBOAセミナー公式テキスト：REBOAハンドブック. 東京, へるす出版, 2021, 104p.

STEP 3.

人工呼吸
管理中の
経時的変化と
異常陰影

呼吸状態が悪化したときの画像診断

東北大学医学系研究科 麻酔科学・周術期医学分野 　**田中亜美**

同　**岩崎夢大**

KEY POINT

✓ 人工呼吸患者では、低酸素血症や頻呼吸をはじめとする予期せぬ呼吸状態の悪化に常に注意が必要です。また、徐々に起こるのか急激に起こるのかでも対応は大きく異なります。

✓ 本稿では以下の理解を目標とします。
①"DOPEアプローチ"に沿ってトラブルシューティングができる。
②胸部X線写真の必要性を判断し、その結果を解釈できる。
③胸部X線写真の限界を理解し、必要に応じて追加の検査を指示できる。
④緊急対応が必要な病態を見抜くことができる。
人工呼吸患者の呼吸状態の悪化に対する対応や鑑別方法について、4つの症例を通して学びましょう。

CASE①まずはトラブルシューティング

　80代、女性、肺血栓塞栓症。低酸素血症と血圧低下があり、気管挿管、人工呼吸管理とカテコラミン投与を開始しました。気管挿管後に酸素化は改善しましたが、体位変換に伴い経皮的動脈血酸素飽和度（SpO_2）は98％から93％に低下しました。吸入酸素濃度（F_IO_2）を0.6から0.8に上げたところ、SpO_2は96％に上昇しました。これで解決でしょうか？

アセスメントの方法

　人工呼吸患者で呼吸状態の悪化を認めた場合は、まずトラブルシューティングが必要となります。アセスメントの方法として、"DOPEアプローチ"があります。

　　D：Displacement of the tube（チューブの位置異常）

　　O：Obstruction of the tube（チューブの閉塞）

　　P：Pneumothorax（気胸）

E：Equipment failure（機器の不具合）

"D"は聴診で確認することができます。確定は胸部X線検査や気管支鏡検査で行いますが、特に自発呼吸がない患者では速やかな対応が必要で、人工呼吸器のモニターやカプノグラムなどから判断し、修正しなければなりません。

"O"では、換気が成立しているか、チューブ内に吸引管を挿入できるかを確認します。チューブや気管支が痰などで完全に閉塞している場合は、気管支鏡を用いなければ解決できないこともあります。

"P"の確認もまず聴診や打診で行いますが、軽度の気胸では呼吸音の左右差や臥位の胸部X線写真での指摘は難しい場合があり、坐位での撮影や、肺エコーやCT検査が有用です。緊張性気胸を疑う場合には検査を待たずに緊急脱気を行う必要があります（後述）。

"E"は人工呼吸器のモニターにより確認します。異常を認めた場合は人工呼吸器から外し、速やかに用手換気を開始しなければなりません。

🔍 胸部X線写真の見どころ

本症例は聴診で左肺の呼吸音の減弱を認め、人工呼吸器（量規定換気）で最高気道内圧の上昇を認めました。胸部X線写真では **図1-A** の所見で、体を動かしたことで経口気管挿管チューブが深くなり右主気管支挿管となっていました。**図1-B** のように位置を修正したところ、酸素化も改善しました。

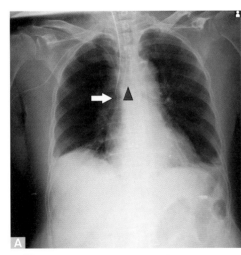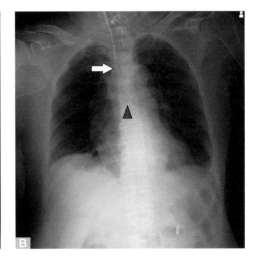

図1 修正前後のデバイス位置の比較

A：呼吸状態悪化時の胸部X線写真。気管チューブが気管分岐部を越えて右主気管支に挿入されています。

B：チューブ位置修正後の胸部X線写真。気管チューブの先端位置が修正され、気管分岐部から約4cmの適正位置となっています。

➡：気管チューブの先端　▲：気管分岐部

01

呼吸状態が悪化したときの画像診断

CASE②胸部X線写真で原因を鑑別できるケース

　70代、男性、食事中に窒息し、気管挿管され集中治療室に移動しました。誤嚥性肺炎として人工呼吸管理と抗菌薬投与を開始しました。数日間鎮静薬・鎮痛薬を投与しながら呼吸管理を継続しましたが、呼吸状態は改善しません。このときに撮影した胸部X線写真を 図2 に示します。どのように評価しますか？

胸部X線写真の見どころ

　図2 では、両肺に誤嚥性肺炎によると思われる浸潤影を認めるほか、左下肺野に気管支透亮像のない透過性の低下と左肋骨横隔膜角の鈍化を認めます。下行大動脈と左横隔膜のシルエットサインも陽性です。無気肺、胸水貯留、新規の肺炎が疑われます。無気肺は、長時間の臥床や気道分泌物により生じることが多く、体位変換、気管吸引、適切なPEEPなどが改善策となります。胸部X線写真では含気量の低下や縦隔の患側偏位をきたすのも特徴で、本症例では特に疑わしい所見です。

　このように、人工呼吸中の鎮静はさまざまな合併症を起こし得るため注意が必要です。

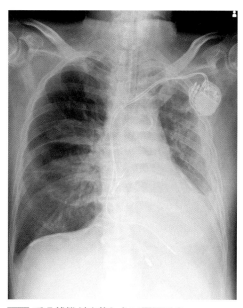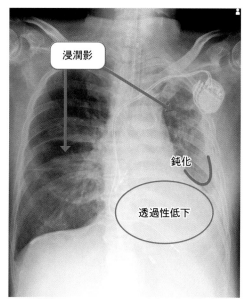

図2 **呼吸状態が改善しない原因は？**

胸部CTの見どころ

前述の所見はCTで確認すると 図3 のようになっています。右肺野に浸潤影と胸水貯留、左肺野に胸水貯留と無気肺を認めています。

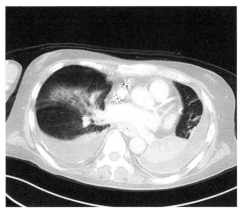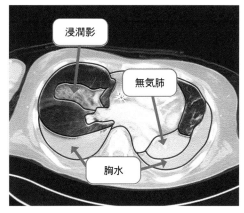

浸潤影

無気肺

胸水

図3 CT画像

CASE③胸部X線写真が原因鑑別の一助となるケース

20代、男性。脳腫瘍による意識レベル低下のため、気管切開し人工呼吸管理を行っていました。ある日、体位変換を機に突然SpO_2が81％に低下しました。DOPEに異常がないことを確認し、F_IO_2を1.0とし血液ガス分析を行ったところ、PaO_2は56.6mmHg、$PaCO_2$は42.6mmHgでした。胸部X線写真を 図4 に示します。どのように評価しますか？

胸部X線写真の見どころ

呼吸状態悪化時の胸部X線写真では、図4 のように、異常所見が認められないケースがあります。肺血栓栓塞症、臥位で撮影した気胸、閉塞性肺疾患（気管支喘息発作、COPDの急性増悪、アナフィラキシー）などです。

この場合、さらなる診察や検査が必要です。気胸では前述のように聴診や坐位での胸部X線検査、肺エコーやCT検査が有用です。閉塞性肺疾患では、気道抵抗の上昇やカプノグラムの閉塞性パターン、聴診でのwheezesなどが有用な所見です。アナフィラキシーを疑う場合には、皮膚所見や薬剤投与歴の確認も重要です。

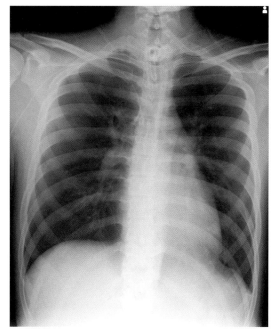

図4 異常所見が認められない場合は？

🔍 胸部CTの見どころ

本症例ではこのときETCO$_2$が14mmHgでPaCO$_2$と大きな解離があり、心エコーでは右心負荷所見を認めました。造影CT検査を施行したところ、図5のように肺血栓塞栓症を認め、抗凝固療法を開始しました。

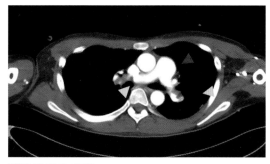

図5 造影CT画像

両側の肺動脈に造影欠損域を認め、血栓が疑われます。また、肺動脈幹が拡大しています。
◁：両側肺動脈内の血栓　◀：拡大した肺動脈幹

CASE④胸部X線写真を撮影する猶予がないケース

20代、男性。意識障害で搬送され気管挿管、人工呼吸管理となり、右内頸静脈から中心静脈カテーテルが挿入されました。その後集中治療室に移動しましたが、入室時から血圧低下と低酸素血症を認めており、心拍数は126回/min、血圧は81/45mmHg、SpO$_2$は82％です。どのように対応すればよいでしょうか？

急激な呼吸・循環動態の悪化を認めたら

　急激に呼吸・循環動態の悪化を認めた場合は、早急な対応が必要です。胸部X線写真を撮影する時間はないことが多く、身体所見やモニター所見、エコーなどで診断をつけ、速やかに治療を開始しなければなりません。悪化のきっかけがあったかどうかも非常に重要で、本症例では右内頸静脈に中心静脈カテーテルを留置した直後であるという点も併せて、緊張性気胸を第一に疑います。緊張性気胸の場合は、一側肺での呼吸音の消失、チアノーゼ、頸静脈の怒張などの身体所見と、肺エコーの所見などから判断し、緊急脱気を行います。

　本症例とは関係ありませんが、参考までに緊張性気胸の胸部X線写真を 図6 に示します。初期対応として本来は撮影されるべきではないことは、頭に入れておいてください。

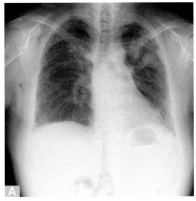

外来通院時（平常時）の胸部X線写真。間質性肺炎があり、両肺野にすりガラス影を認めています。

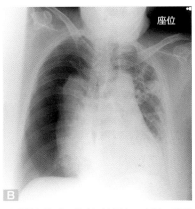

緊張性気胸時の胸部X線写真。右肺の高度の虚脱、縦隔（特に気管）・心臓の健側への偏位を認めています。

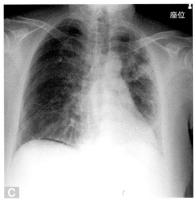

右胸腔ドレナージ後の胸部X線写真。右胸腔にドレーンが挿入され、肺の拡張を認めています。気管や心臓の偏位も解消されています。

図6 緊張性気胸の治療の経時的変化

01

呼吸状態が悪化したときの画像診断

おわりに

　人工呼吸患者の呼吸状態の悪化に対する対応や鑑別方法について、4つの症例を軸に解説しました。胸部X線写真は非常に有用ですが、それだけに頼るのではなく、原疾患や悪化の様式なども踏まえて必要な診察・検査・病態を判断し、速やかに対応できる能力を身につけましょう。

引用・参考文献
1） 長尾大志. レジデントのためのやさしイイ胸部画像教室 ベストティーチャーに教わる胸部X線の読み方考え方. 第2版. 東京, 日本医事新報社, 2018, 328p.
2） 岩永航ほか. 急性呼吸窮迫症候群（ARDS）における人工呼吸器管理で最低限求められること. medicina. 55（10）, 2018, 1638-42.

02 異常所見がない?

杏林大学医学部 救急医学教室 **笹沢俊吉**

救急振興財団 救急救命東京研修所／都立広尾病院 救命救急センター **中島幹男**

KEY POINT

✓ 人工呼吸管理中に呼吸状態が悪化したら、まずはDOPEの「E」から考えよう。

✓ 胸部X線写真で大きな異常が認められない場合は、①肺血栓塞栓症、②臥位で撮影した気胸、③気管支狭窄、の3つの病態を考えよう。

✓ そのほか肺以外の肺胞低換気を起こす病態もチェックしておこう。

まずどうする？「DOPE」する!

ここでは、呼吸不全なのに胸部X線写真に異常がないように見える場合について解説します。人工呼吸管理中に患者の呼吸状態が急に悪化した場合、まずは前項（→p.114）で解説したDOPEを考えます。

Displacement

「D」の気管チューブの位置異常は胸部X線写真で確認することができますが、緊急性の高い場合は胸部X線写真を待つのではなく、両側の胸郭の挙上、リーク音、胸部聴診などの身体所見を重視しましょう。気管チューブの位置は、先端が浅くなっている場合はもちろん、先端が深くなりすぎているケースも考えられます。口角固定位置が変わっていない場合でも、気管チューブの位置が変わっていることはあり得るため注意が必要です。頸部の前屈と後屈でも変わるほか、患者の舌運動や咳き込みなどにより気管チューブが押し出され、口腔内でたわんでしまうこともあります（図1）。

Obstruction

「O」のチューブの閉塞は胸部X線写真ではわかりません。この場合も用手換気の抵抗や気管吸引チューブが抵抗なく進むかなどの所見を重視しましょう。チューブの閉塞は緊急性が高いのです。

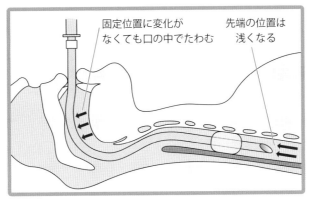

図1 気管チューブの先端位置と口腔内でのたわみ

Pneumothorax

「P」の気胸については、胸部X線写真で簡単にわかるような気がしますが、臥位で撮影すると実はわかりにくいことも多いです。しかも緊急性がある場合は、X線写真の撮影を待ってはなりません。身体所見で診断しドレナージすることも必要です（気胸の項目参照→p.132）。

Equipment failure

「E」の器械の異常は、DOPEでは最後の1文字ですが、実臨床では「E」を最初に考えましょう。急激に呼吸状態が悪化した場合は、原因を調べるよりも先に、患者の状態を急変させないように努めることが必要です。

危機的な状況の場合はまず人工呼吸器の回路を外し、バッグバルブマスクによる用手換気にただちに切り替えることを考えましょう。これにより応急処置の効果を得るだけでなく、用手換気に切り替えたことで劇的に改善すれば、人工呼吸器に問題があった可能性が高くなります。

用手換気に切り替えても改善しないときは「D」「O」「P」を考えていきましょう。当然ながら呼吸不全の原因が人工呼吸器や回路にある場合は、画像上は異常所見が出現しません。

胸部X線写真で異常所見があるもの

緊急の対応を終えたら、続いて呼吸状態悪化の原因検索を行います。身体所見、人工呼吸器のグラフィック波形、ETCO$_2$の変化、血液検査、心エコーなどさまざまなツールがあります。適宜組み合わせて診断していきます。

胸部X線写真は、肺野の透過性が低下する病態（もともと黒い肺野が白くなるもの）、例えばARDS（→p.142）、無気肺（→p.148）、胸水（→p.156）、浸潤影（→p.160）、すりガラ

02

異常所見がない？

ス影（→p.164）、粒状影（→p.170）などの診断が得意です。一方で透過性が亢進する病態では、もともと黒い肺野がさらに黒くなるという微妙な所見なのでちょっと苦手だったりします。

胸部X線写真で異常所見が出にくいもの

「呼吸不全なのに胸部X線写真で異常がない！」と焦ってはいけません。「X線写真で大きな異常がない」ということも、原因の特定のために有意義な情報と言い換えることができます。

X線写真に異常が出にくい代表的な病態として、3つ知っておきましょう。①肺血栓塞栓症、②臥位で撮影した気胸、③気管支狭窄です。これらの病態は前述したもともと黒い肺野がさらに黒くなるという微妙な病態なので所見が出にくいのです。

①肺血栓塞栓症

呼吸不全なのに胸部X線写真で異常所見が出にくいものの代表選手です。逆に言えばX線写真で大きな異常がないときに、むしろ疑う病態です。血流が悪い部分の肺野では部分的に透過性が亢進するので、まだら状に黒っぽくなります。また肺動脈圧が上がるので、肺動脈の中枢側が拡大したりしますが、ほぼ心眼でないと読めません。心エコー、下肢エコー、心電図、Dダイマー、$ETCO_2$と血液ガスの$PaCO_2$の乖離、造影CTなどを組み合わせて診断します（→詳細はp.126）。

②臥位で撮影した気胸

立位で撮影すると胸腔内の余分な空気は肺尖部に集まり、肺は重力で下に移動します。このため小さい気胸でも虚脱した肺のラインが肺尖部でよく見えるのですが、臥位の場合はそうはいきません。臥位だと肺は前後方向に虚脱するので、空気は前面に貯留し、正面から撮影するとよほど大きな気胸でないと虚脱した肺のラインが見えにくいのです。

肺野の透過性の左右差や、横隔膜付近に溜まった空気が腹部側に切れ込んで見える所見（deep sulcus sign）がありますが、わかりにくい場合も多いです。患側でもともと黒い肺野がさらに黒くなるので、左右で比較するのが重要です（→詳細はp.133）。

③気管支狭窄

気管支喘息、慢性閉塞性肺疾患（COPD）、アナフィラキシーなどで細い気管支が狭窄すると気道抵抗が上がり、空気の通りが悪くなります。息が吐きにくくなるので、呼気が延長し、末梢の肺野の過膨張が起こります。胸部X線写真では全体的に透過性が亢進します。全体的に黒くなるのでこれもまたわかりにくいです。

聴診でのwheezeが参考になりますが、気道狭窄がめちゃくちゃ進行してほぼ閉塞したり、

表1 肺以外で呼吸不全をきたす病態（肺胞低換気）

呼吸不全の機序	病態	例
呼吸の命令が来ない	呼吸中枢の異常	・頭蓋内疾患 ・麻薬・鎮静薬の過剰投与
肺が動かない	呼吸筋力の低下	・神経筋疾患 ・呼吸筋疲労 ・頸髄損傷 ・筋弛緩薬の投与 ・フグ中毒
肺が広がらない	胸郭の圧迫	・腹部コンパートメント症候群 ・胸部全周性3度熱傷 ・高度肥満 ・バストバンドの装着

呼吸努力が弱くなると、むしろwheezeは聴取できなくなることもあるので要注意です（silent chest→詳細はp.138）

そのほか

　そのほかにも呼吸不全なのに胸部X線写真で異常がない病態として、肺以外が悪い場合があります。換気を維持するためには、呼吸中枢からの命令と、肺の周りの筋肉（胸鎖乳突筋、肋間筋、横隔膜など）がしっかりと動く必要があります。また、肺の動きをじゃまする奴がいると肺が広がらずに換気できません（表1）。

　これらの病態では肺胞低換気（分時換気量の低下）が起こりますので、人工呼吸器の数値もぜひチェックしてください。

02

異常所見がない？

03 肺血栓塞栓症

埼玉県済生会加須病院 循環器内科 **木村祐也**

KEY POINT

✓ 肺血栓塞栓症は急激な低酸素血症をきたす割に、胸部X線写真では異常所見が出にくいのが特徴です。

✓ 肺血栓塞栓症で見られる胸部X線写真の異常所見は、解剖と病態を知ると理解しやすくなります。

✓ 画像所見だけに頼らず、下肢腫脹やETCO₂低下などのほかの手掛かりにも注意しましょう。

✓ 肺血栓塞栓症は「疑う」ことが最も大切ですが、意外と難しいものです。

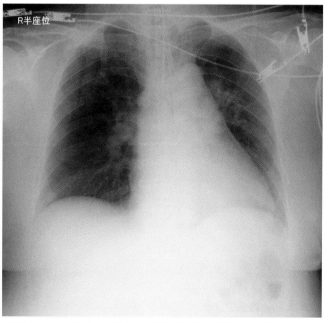

70代　女性
急激な低酸素血症。胸部X線写真で所見に乏しく、下肢の腫脹とETCO₂の低下が見られる。

図1 急激な低酸素血症なのにX線写真では異常所見がない…？

急激な低酸素血症にもかかわらず胸部X線写真であまり異常がない！

　人工呼吸管理中に設定を変更していないにもかかわらず、突然酸素飽和度が低下しました。人工呼吸器や回路、気管チューブに異常はありません。胸部単純X線写真を 図1 に提示します。

　診断名はタイトル通り肺血栓塞栓症（pulmonary thromboembolism；PTE）なのですが、この写真で診断に至る所見はわかりますか？　結論を先に言うと、このX線写真だけで診断することは難しいです。急性肺血栓塞栓症は、急激な低酸素血症をきたす割に、胸部X線写真での異常が出にくいことが特徴ともいえる疾患です[1]。それを踏まえた上で、読影と所見に至る病態を見ていきましょう。

　さっそくX線写真を見ていきます（図2）。ポータブルX線写真では、検査室での立位撮影に比べて心陰影は拡大しますが、それを含めても心陰影は大きくなっています。肺門部を見てみると両側の肺動脈の中枢側は太くなっていて、対照的に末梢の肺動脈は細く狭くなっています。そのほかには肺野に低酸素血症をきたすような大きな異常所見はなさそうです。この後に行った造影CTで、両側の肺動脈に造影されず黒く抜けて見える血栓を認め、急性肺血栓塞栓症と診断に至りました（図3）。

　肺血栓塞栓症は胸部X線写真で異常所見を認めないこともあり、この画像も代表的な所見がすべて揃っているわけではありません。この疾患のX線写真の読みかたを学ぶには、病態の理解が役に立ちますので、総論も含めて確認していきましょう。

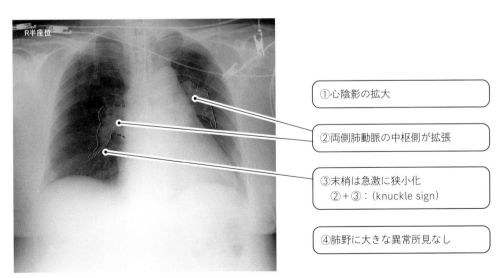

①心陰影の拡大

②両側肺動脈の中枢側が拡張

③末梢は急激に狭小化
　②＋③：（knuckle sign）

④肺野に大きな異常所見なし

図2 ポータブルX線画像（A→P像）半坐位

03

肺血栓塞栓症

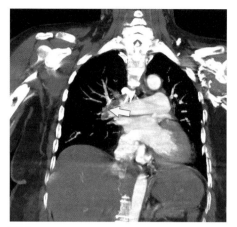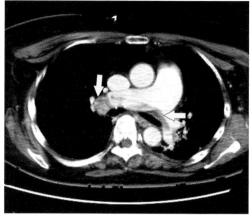

図3 CT画像

⇨ 肺動脈に詰まった血栓

肺血栓塞栓症とは

　急性肺血栓塞栓症は、急激なショックや突然死を引き起こす可能性のある疾患であり、急性期に死亡率が高いことから早急な診断と治療開始が重要になります。約9割は下肢や骨盤内にできた血栓（深部静脈血栓症、deep venous thrombosis；DVT）が肺動脈に飛んで詰まることにより起こります。深部静脈血栓症と肺血栓塞栓症は一連の病態であるため、合わせて静脈血栓塞栓症（venous thromboembolism；VTE）とも呼ばれています[2]。

解剖：血栓が詰まるのは肺動脈

　病態の理解に必要な解剖の復習を簡単にしましょう。下肢に流れる静脈血は、腸骨静脈→下大静脈を経て右心に還っていきます。続いて右心房→右心室→肺動脈へと流れ、肺胞を取り囲む肺毛細血管にたどり着きます。ここで酸素と二酸化炭素のガス交換を行い、肺静脈→左心房→左心室→大動脈と循環します。さて、下肢から飛んできた血栓はどこに詰まるでしょうか？答えは肺動脈ですね（図4）。

3つの病態：低酸素血症・肺高血圧症・右心負荷

　解剖がイメージできると病態も理解しやすくなります。血栓の大きさや詰まりかた、基礎疾患などによって病態は異なりますが、規模の大きな急性肺血栓塞栓症の主な病態は、低酸素血

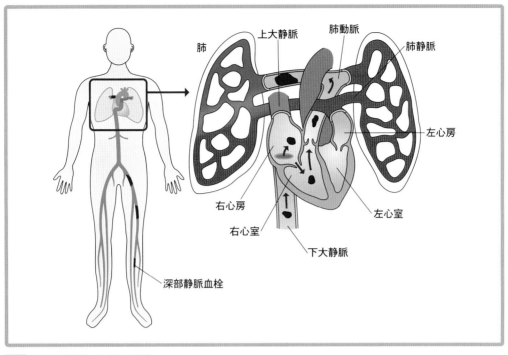

図4 胸部の解剖と血栓の移動

症、肺高血圧症、右心負荷です。

　肺動脈に血栓が詰まると、右心室から肺へ向かう血流がせき止められて、低酸素血症をきたし、肺動脈の血圧は上昇し（肺高血圧）、上流である右心への負担が大きくなります（右心負荷）。厳密には、血栓の血流遮断だけではなく、体液性因子や気管支攣縮、換気血流比不均等なども関与しますが[3]、本稿では詳細な説明は割愛します。

胸部X線写真：あまり特徴的な所見はない

　さて、解剖や病態を踏まえて胸部X線写真の所見に戻ります。肺動脈が詰まり肺高血圧をきたすと、肺動脈の上流（中枢側）は広く拡張し、反対に肺動脈の下流（末梢側）は狭く細くなります（knuckle sign）。そして末梢側は血流が少なくなるため、普段見えている血管影が乏しくなり、肺野は黒っぽく（透過性亢進）見えるようになります（westermark sign）。また右心負荷により右心が拡大し、心陰影は拡大します。さらに肺梗塞を合併（10〜15％）すると、肺に楔状の陰影（hampton hump sign）や胸水が出現することがあります。しかし、これらの所見は肺血栓塞栓症を疑った後に「言われてみるとそう見えるね」と気づくことが多いのが実情です。

　ここで最初の症例の経過を見てみましょう（図5）。発症直後にショックをきたし、心エコ

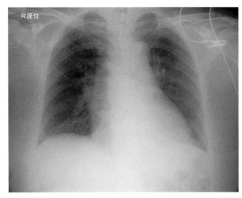

第1病日（血栓溶解療法後）
酸素化は改善し、胸部X線写真でも肺動脈の拡張は改善しています。

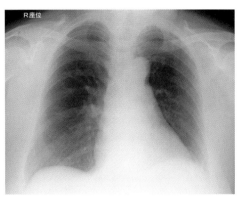

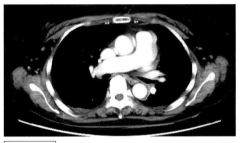

第10病日
すでに抜管されていますが、心陰影の拡大は改善しています。また発症直後と比べると、乏しかった末梢の血管影が改善していることがわかります。造影CTでは血栓がほぼ消失していることを確認できました。

図5 経時的変化の確認

ーで著明な右心室拡大と肺高血圧を認めたため、速やかに血栓溶解療法を行いました。

実臨床：ほかの手掛かりを探せ

　肺血栓塞栓症は、ベッドサイドで行う簡易的な検査では診断が難しいため、肺血栓塞栓症であるかどうかの可能性を点数化して評価する方法があります（Wellsスコア：表1 ）[4]。この項目の中でも点数が高い、深部静脈血栓症（DVT）の存在は大きな手掛かりとなります。具体的には、片側の下肢の腫脹や色調変化（暗赤色）が典型的です。ただし、立位にならない長期臥床の患者では出現しないこともよくあります。血行動態が不安定な患者ではCT撮影自体のリスクが高いので、このようなベッドサイドでできる評価は有用です。

　そのほかに、人工呼吸管理中でETCO2モニターを装着していれば、ETCO2の低下も大きなヒントになる所見です。閉塞した肺動脈でガス交換が行われなくなり、CO_2を静脈血から呼気へ排出できなくなるためです。

表1 Wellsスコア[4]

臨床所見	点数
DVTの臨床所見	3.0
DVT/PTEの既往	1.5
安静または4週間以内の手術	1.5
心拍数100回/min以上	1.5
悪性腫瘍	1.0
喀血	1.0
医師が他疾患よりPTEを最も疑う	3.0

（合計点数）＜2点：低確率、2〜6点：中等度確率、＞6点：高確率

まとめ

　急性肺血栓塞栓症は、急激な低酸素血症をきたす重篤な疾患であるにもかかわらず、胸部X線写真では特異的な所見がありません。多くの病院では人工呼吸管理中の患者は静脈血栓塞栓症予防をしていると思いますが、完璧に予防できるわけではなく、忘れた頃に発症したりします。造影CTを撮ればほぼ診断ができてしまいますが、前段階の「疑う」ことは意外に難しいです。患者背景や下肢などの身体所見を手掛かりにしつつ、「急激な低酸素血症にもかかわらず胸部X線であまり異常がなければ急性肺血栓塞栓症を疑う！」。この一文を頭の片隅に置いていただければ、本稿の役割は果たせたと思います。

　どんなベテランの医師でも、失念することはあります。「酸素化が悪い割にX線写真の所見はたいしたことないですね。肺塞栓とかですかね？」。皆さんのそんなつぶやきが患者を救うきっかけになるかもしれません。

引用・参考文献
1）中島幹男. 胸部X線カゲヨミ―「異常陰影なし」と言い切るために. 東京, 羊土社, 2019, 165p.
2）日本循環器学会ほか. 肺血栓塞栓症および深部静脈血栓症の診断, 治療, 予防に関するガイドライン（2017年改訂版）. https://www.j-circ.or.jp/guideline/pdf/ /JCS2017_ito_h.pdf
3）Elliott CG. Pulmonary physiology during pulmonary embolism. Chest. 101（4 Suppl）, 1992, 163S-171S.
4）Wells, PS. et al. Derivation of a simple clinical model to categorize patients probability of pulmonary embolism: increasing the models utility with the SimpliRED D-dimer. Thromb Haemost. 83（3）, 2000, 416-20.

04 気胸

東京都立墨東病院 集中治療科 **飯塚祐基**

同 **加茂徹郎**

KEY POINT

✓ 「急に換気が入らない！」で想定することは？

✓ 人工呼吸管理中の気胸は超緊急事態！

✓ ポイントをおさえて読影をしよう！

✓ X線写真に頼らず、身体所見など患者から得られる情報を大切に！

人工呼吸管理中の気胸には要注意!

図1は頻回に人工呼吸器のアラームが鳴るようになり、撮像したポータブルX線写真です。何か異常所見はありますか？

これは人工呼吸管理中の右気胸の症例です。人工呼吸管理中に発生した気胸は、チェックバルブ機構によって緊張性気胸に至る可能性があります。人工呼吸管理中には4〜15％で気胸を発生する[1] という報告や、緊張性気胸に至ると自然気道の場合と比較して17.7倍心停止をきたしやすいとする報告もあります[2]。

読影のコツ（図2）

ポータブルX線写真から気胸を読影する際のコツは以下の3点です。

血管陰影が末梢まで追えるか

正常状態では臓側胸膜と壁側胸膜は接しており、肺門部から末梢側まで血管陰影を追うことができます。今回の症例では、右側の外側、胸壁直下で血管陰影が消失しており、肺が虚脱していることがわかります。

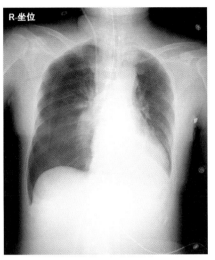

図1 頻回に人工呼吸器のアラームが鳴る
患者のX線写真

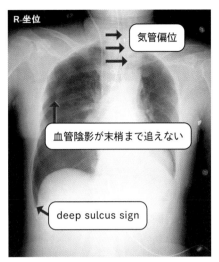

図2 気胸を疑う所見

deep sulcus sign

　肺から漏れた空気は上方へ溜まっていきます。仰臥位で撮像するポータブルX線写真においては、空気が胸部前面から肋横隔膜角（costo-phrenic angle；CP angle）にも溜まりやすく、横隔膜と胸壁に深い切れ込みのような溝が現れることがあります。これを deep sulcus sign と呼びます。空気が肺尖部に溜まるため、この所見は立位のX線写真では見えにくいとされています[3]。

気管偏位

　気胸が発生すると胸腔内圧の上昇をきたし、健側より圧が上昇します。その結果として主気管支が圧迫され患側から健側に偏位することがあり、これも気胸を疑う所見のひとつです。ただし、斜めからポータブルX線写真を撮ってしまうと、あたかも気管偏位があるように見えてしまうこともあるので注意しましょう。その際には両側の鎖骨を見比べて対称かどうか、つまり真っすぐ正面から撮影されているかを確認することが重要です。

白黒を反転させるワザも

　読影におけるコツとして、白黒を反転させるという技があります（**図3**）。右のX線写真が白黒反転したものですが、どちらが臓側胸膜の輪郭を追いやすいでしょうか。文献上では明るい背景に暗い色調の方が識別しやすいと報告されており、普段から白黒を反転させる方が見やすいかもしれません[4]。これは好みもありますので、わからないときに併用するという使いか

04

気胸

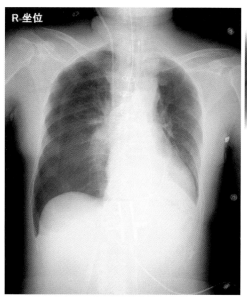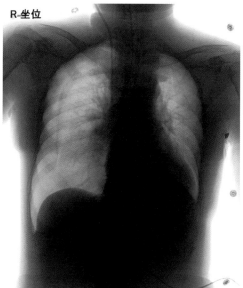

図3 通常のX線写真（左）と白黒を反転したX線写真（右）

たがよいでしょう。

X線写真は気胸の診断に向かない？

　ところで、ポータブルX線写真は気胸を見つけるのに向いている検査だと思いますか？ もちろん、ICUにおいてデバイスの位置確認などに有用な検査であることは間違いありませんが、気胸においては意外と苦手とする側面もあります。

　立位、側臥位、仰臥位で気胸の検出感度を比較した研究がありますが、最も見やすかったのは側臥位で、最も見にくかったのは仰臥位でした[5]。この理由は、仰臥位では漏れた空気が前面に集まり、見かけ上は肺が拡がっているように見えてしまうためです（**図4**）。そのため、X線照射角を斜位にしてポータブルX線写真を撮ることの有効性も報告されています[6]。これにより仰臥位ではわかりにくい気胸を、より容易に指摘することができます。

診療の基本はベッドサイド

　さて、もちろん前述の項目などを意識して気胸を見つけることができればよいのですが、やはり診療の基本はベッドサイドにあります。普段からの診察で気胸を疑うポイントは以下の2点です。

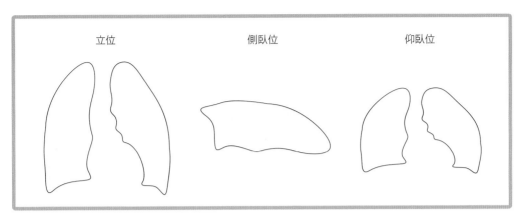

立位　　　　　　　　側臥位　　　　　　　　仰臥位

図4 体位による気胸の見えかたの違い

表1 DOPE（文献7より作成）

	概要	具体例
Displacement of the tube	チューブ位置異常	チューブが抜けた、片側挿管になっている
Obstruction of the tube	チューブ閉塞	喀痰貯留、チューブを噛んでいる
Pneumothorax	気胸	
Equipment failure	機器不良	カフ漏れ、酸素外れ

身体所見

　毎日必ず確認する身体所見のみで気胸の診断に至ることも可能です。まず視診で明らかに片側の胸郭の挙上が悪かったり膨隆したりしていないか、また胸腔内圧の上昇を反映して静脈還流が障害される結果、頸静脈が怒張している場合もあります。聴診では呼吸音の左右差、打診では鼓音、触診では皮下気腫を触れることが気胸を疑う所見になります。

人工呼吸器との同調性

　極端に換気が入らなくなっていたり、非同調が出たり、アラームが鳴り止まない場合には緊急での対応と同時に原因探索を行う必要があります。有名な語呂に"DOPE"というものがあり（ **表1** ）、この中のPが気胸になります[7]。これらの鑑別のひとつとして、気胸を考慮することができるとよいでしょう。

　人工呼吸管理における気胸は、致死的な転帰に至る可能性のある超緊急事態です。常に気胸が発生していないかも含めて画像を確認することに加えて、日頃のベッドサイド観察からも気づけるように意識していきましょう。

04

気胸

引用・参考文献

1) Hsu, CW. et al. Iatrogenic pneumothorax related to mechanical ventilation. World J Crit Care Med. 3(1), 2014, 8-14.
2) Roberts, DJ. et al. Clinical Presentation of Patients With Tension Pneumothorax: A Systematic Review. Ann Surg. 261(6), 2015, 1068-78.
3) Rierson, D. et al. Pneumothorax in the Supine Patient: Subtle Radiographic Signs. J Thorac Imaging. 31(4), 2016, W16-22.
4) Musalar, E. et al. Conventional vs invert-grayscale X-ray for diagnosis of pneumothorax in the emergency setting. Am J Emerg Med. 35(9), 2017, 1217-21.
5) Carr, JJ. et al. Plain and computed radiography for detecting experimentally induced pneumothorax in cadavers: implications for detection in patients. Radiology. 183(1), 1992, 193-9.
6) Matsumoto, S. et al. Diagnostic accuracy of oblique chest radiograph for occult pneumothorax: comparison with ultrasonography. World J Emerg Surg. 11, 2016, 5.
7) Spiegel, R. et al. Emergency Department Treatment of the Mechanically Ventilated Patient. Emerg Med Clin North Am. 34(1), 2016, 63-75.

気管支狭窄

東京都立墨東病院 集中治療科　**飯塚祐基**

同　**加茂徹郎**

KEY POINT

✓ 胸部X線写真が正常なら問題なし？

✓ ポータブルX線写真での異常が軽微な場合もある！

✓ 聴診所見を何よりも大事にしよう！

✓ モニター波形の変化にも着目しよう！

正常だから問題がない、というわけではない

　図1は呼吸不全のため気管挿管、人工呼吸管理となっている患者のポータブルX線写真です。何か異常所見はありますか？

　これは気管支喘息大発作のため人工呼吸管理になっている症例です。ポータブルX線写真での異常所見は、軽度の過膨張および軽度の横隔膜平定化が見られる程度です（**図2**）。

　COPDなどにおける肺過膨張の所見としては横隔膜平定化があり、特に側面像が見やすいとされます。また同時に側面像では肺が肥大していることにより、胸郭の拡大も指摘しやすくなります[1]。

　しかし、病初期は診断精度が落ちるという報告もあり、「正常だから問題がない」とは言えません。この症例のように気管支狭窄をきたす疾患では、気道異物による狭窄を除き、画像での異常が軽微な場合が少なくありません。そのほかの胸部X線写真撮影の意義としては、気管支喘息発作やCOPD増悪などの誘因となる肺炎などのほかの原因検索を行えることがあります。画像所見にこだわるのではなく、身体所見やベッドサイドで集められる情報を大事にしていきましょう。

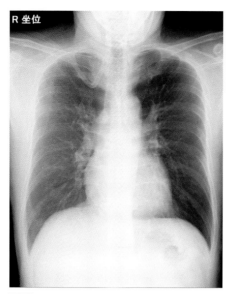

図1 呼吸不全で挿管管理の患者のX線写真

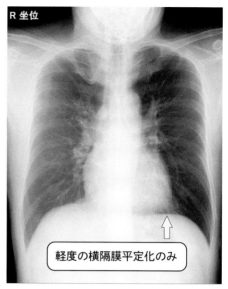

軽度の横隔膜平定化のみ

図2 それほど異常は見られない…？

身体所見

まずは身体所見ですが、視診、聴診について触れます。

視診

呼吸様式や姿勢も大事ですが、人工呼吸管理中のため得られる情報は限られています。わかりやすいのは、COPDなどの慢性経過の呼吸障害があるときに見られる胸鎖乳突筋の肥大です（**図3**）。胸鎖乳突筋がこのような状態であれば、呼吸補助筋として慢性的に酷使されている可能性があります。

また、COPDに関しては、胸郭の拡張（ビア樽状胸郭）や気管の短縮（**図4**）も特徴的です[2]。正常では輪状軟骨下縁から胸骨切痕まで3〜4横指の長さですが、2横指以下の場合を有意な短縮とします。

聴診

聴診では吸気と呼気のどちらで狭窄音が聞こえるかに注意することが重要です。一般的に上気道狭窄（アナフィラキシー、クループ症候群など）では吸気時喘鳴（stridor）、下気道狭窄（気管支喘息、COPDなど）では呼気時喘鳴（wheeze）を聴取します。また聴診の大きさは重症度と相関せず、閉塞がひどいほど空気の流れも減るため、呼吸音が減弱するかまったく聴取できない場合もあります（silent chest）[3]。

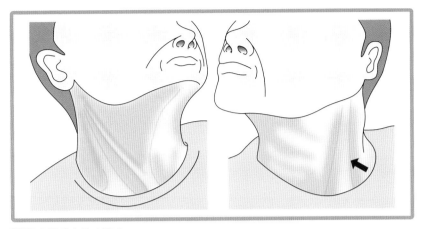

図3 胸鎖乳突筋の肥大

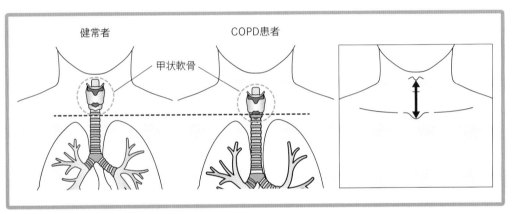

健常者　　　　　　　COPD患者

甲状軟骨

図4 気管の短縮（文献2より作成）

モニター波形から得られる情報

　モニター波形から得られる情報も有用です。特にETCO$_2$波形と人工呼吸器のグラフィック波形に着目してみましょう。

ETCO$_2$波形

　ETCO$_2$は気管挿管の確認や心肺蘇生の場面での活用も報告されている、非常に有用なモニターです[4]。呼気のCO$_2$波形の立ち上がりが緩やかで、時間が長くかかっているようであれば

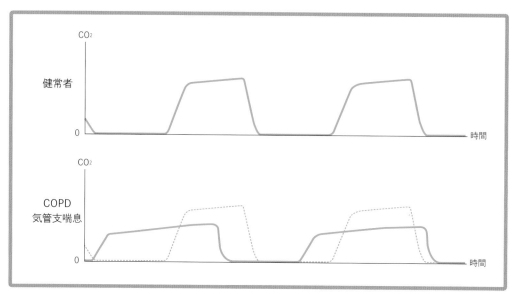

図5 ETCO₂波形（文献5より作成）

COPDや気管支喘息による呼気の延長が疑われます（**図5**）[5]。

　また、ETCO₂はPaCO₂に相関するといわれており、健常者での差は3.6〜4.6mmHg程度です[6]。そのためPaCO₂が高いのにETCO₂が低い、という場合には、換気不十分や病態に変化がある可能性もあります。

人工呼吸器グラフィック波形

　人工呼吸器グラフィックをきちんと理解している、という人はかなり少ないと思います。以下に正常波形と気管支喘息発作時、気管支喘息発作＋肺炎の気道内圧波形を比較します（**図6**）。

　気管支喘息発作の状態では、気道抵抗が高くなっているためピーク圧が極めて高値になっています。しかし肺胞は問題がないので、プラトー圧自体は健常者と変わりがありません。喘息に肺炎を合併している場合は、肺胞自体も障害されているので気道抵抗もプラトー圧も上がってしまっていることがわかると思います。このようにグラフィック波形と数値から、気道と肺がどのような状態かを想像することができます。このような変化はボリュームコントロール（量規定換気）のモードで見るのがわかりやすいです。

　さらに、**図6**のグラフィックで気がついた人もいるかもしれませんが、最初のスタート地点に戻ってきていません。これは息を吐ききる前に、次の吸気を迎えてしまっている状態でオートPEEPといいます。空気が溜まり続け内圧が上がっていくため、基本的には避けなければいけない状態であり、一刻も早く人工呼吸器の設定見直しが求められます。

　これらの波形の異常については、理論的に説明できなくても構いません。何より大事なのは、

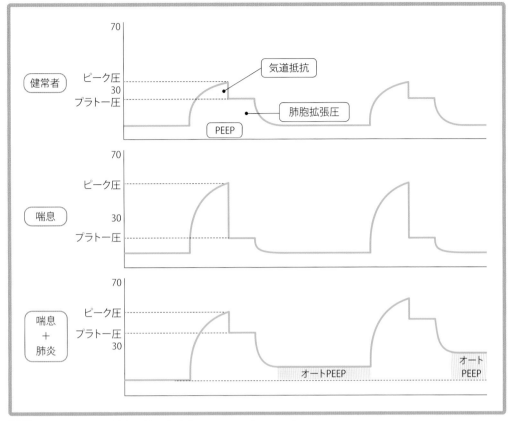

図6 人工呼吸器の気道内圧波形(ボリュームコントロール)

視覚的に違和感を持つことです。普段見慣れたモニター波形と違う、と直感的に感じたとき、その感覚は正しいことが多いです。

身体所見もモニターの波形も、ベッドサイドでなければ気がつけない変化です。患者の近くにいることで、最初に変化に気づき最善の対処ができるようになりましょう。

引用・参考文献

1) Friedman, PJ. Imaging studies in emphysema. Proc Am Thorac Soc. 5(4), 2008, 494-500.
2) Casado, V. et al. Laryngeal measurements and diagnostic tools for diagnosis of chronic obstructive pulmonary disease. Ann Fam Med. 13(1), 2015, 49-52.
3) Bohadana, A. et al. Fundamentals of lung auscultation. N Engl J Med. 370(8), 2014, 744-51.
4) Paiva, EF. et al. The use of end-tidal carbon dioxide(ETCO 2)measurement to guide management of cardiac arrest: A systematic review. Resuscitation. 123, 2018, 1-7.
5) Krauss, B. et al. Capnography for procedural sedation and analgesia in the emergency department. Ann Emerg Med. 50(2), 2007, 172-81.
6) Russell, GB. et al. The arterial to end-tidal carbon dioxide difference in neurosurgical patients during craniotomy. Anesth Analg. 81(4), 1995, 806-10.
7) Laher, AE. et al. Mechanically Ventilating the Severe Asthmatic. J Intensive Care Med. 33(9), 2018, 491-501.

05

気管支狭窄

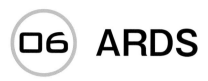

ARDS

東北大学医学系研究科 麻酔科学・周術期医学分野 **入間田大介**

同 **岩崎夢大**

KEY POINT

✓ ARDS（acute respiratory distress syndrome）とは、肺炎や敗血症などのさまざまな疾患に伴って肺胞領域に炎症が起き、血管透過性亢進の結果、肺水腫となり低酸素血症・呼吸不全を起こす病態です。ICUでは非常によく目にする病態ですが、一度発症すると予後が悪く、死亡率は約40％ともいわれています[1]。

ARDSの胸部X線写真の特徴

ARDSの胸部X線写真では両側性の浸潤影が特徴ですが（図1）、原因や病期によってさまざまなパターンをとります。日々のARDS診療において、何となく見ている胸部X線写真の中には治療方針に関わる重要なヒントやピットフォールが隠れていることがあるかもしれません。

本稿では、まずARDSの概要と大まかな胸部X線所見の特徴を解説します。次に人工呼吸管理中に発症したARDSの画像所見の経時的変化と読影のポイントを解説し、最後に治療経過中に起こり得る合併症や見逃しやすい画像所見について紹介していきます。

なお、本稿における胸部X線写真はICUにおける人工呼吸患者のルーチン検査を想定し、ポータブル・仰臥位・正面像を前提として解説します。

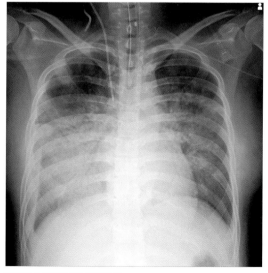

図1 ARDSのX線写真

ARDSの病態

　2012年に提唱されたBerlin基準では、①急性発症、②胸部X線写真における両側肺浸潤影、③心不全や輸液過量のみでは説明がつかない、④酸素化障害を満たすものと定義されています。あくまでARDSは"病態"であり、診断名ではありません。必ず原因を考え、対処する必要があります。表1にARDSの原因の鑑別を示します[2]。

　胸部X線写真の特徴としては、直接損傷であれば損傷部位のある肺の浸潤影が強くなりやすい（左右差が大きい）傾向があります。図1の胸部X線写真は、免疫抑制患者の右肺膿瘍に続発したARDSの画像です。右肺野の浸潤影が強く認められます。

心不全の除外

　肺水腫は心原性と非心原性に大別され、ARDSは定義上では非心原性になります。表2に両者の胸部X線写真所見の特徴を挙げていますが、実際は両者が合併していることもあります。心エコーなども併用して総合的に評価することも有用です。また、病歴も重要となります。呼吸状態悪化前の過剰輸液や、急激な血圧上昇をはじめとする後負荷上昇のエピソードなどがヒントとなります。

表1 ARDSの原因の鑑別（文献2より改変）

直接損傷	肺炎、誤嚥、肺挫傷など、直接肺を傷害する機序により起こるもの。
間接損傷	肺以外に起こった病態によって生じた炎症性サイトカインによる肺損傷。主な原因は敗血症。そのほか重傷熱傷、急性膵炎など。

表2 胸部X線写真による心原性肺水腫と非心原性肺水腫の鑑別

	心原性肺水腫	非心原性肺水腫
浸潤影	肺門部中心	中枢から末梢までさまざま
心拡大	＋	－
胸水	＋	±
気管支透亮像 （エアブロンコグラム）	－	＋

06

A
R
D
S

CASE① 典型的な急性左心不全の症例

78歳、男性。慢性腎不全のため維持透析中で、大腸がんに対して開腹結腸切除術後1日目の患者です。術後のIN-OUTバランスは一晩で＋3,000mLでした。日中に離床のため起き上がろうとしたところ創痛のため動けなくなり、さらに呼吸困難も出現しました。（バイタルサイン）血圧200/105mmHg、心拍数110回/min、SpO₂78%（O₂ 3L/min）、呼吸数26回/min。

本症例の胸部X線写真では肺門部中心の両側浸潤影、心拡大、鈍な肋骨横隔膜の所見を認めました（図2）。術後の縫合不全など敗血症の原因になる病態が認められないこと、血圧の急激な上昇があることから、後負荷上昇によるクリニカルシナリオ1（CS-1）の心不全と診断し、ただちにICUに移送され、緊急透析による除水とNPPVによる呼吸補助を開始しました。

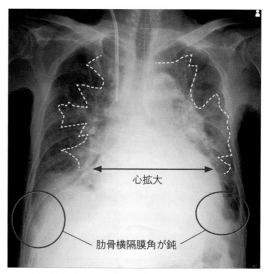

心拡大

肋骨横隔膜角が鈍

図2 急性左心不全の典型例

CASE② 人工呼吸管理中に発生したARDSの画像所見の経時的変化

ARDSは発症初期から慢性期まで、病態が経時的に変化します。それに伴い、画像所見も変化していきます。ARDS患者の胸部X線写真を評価する上で大事なことは、

・過去のX線写真（前日の画像など）と比較する

・異常陰影が出やすいポイントを重点的に見る

ことです。ここでは、誤嚥性肺炎を契機にARDSを発症した症例の経時的変化を見ていきます。

70歳、男性。食道がんに対して胸腔鏡補助下切除術が施行され、術後2日目です。病棟で嘔吐した後に呼吸困難となり、SpO$_2$が80％まで低下したためICUへ入室し、気管挿管・人工呼吸管理開始となりました。

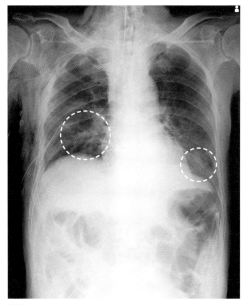

図3 両側下肺野に限局した浸潤影を認める

ICU day1（図3）

両側下肺野に限局した浸潤影を認め、誤嚥性肺炎の所見と考えられます。食道がん術後のため右胸腔ドレーンが挿入されています。

ICU day3（図4）

酸素化が徐々に悪化傾向で、P/F比は120まで低下しました。

day1の所見よりも広範囲に、淡いびまん性の浸潤影が出現しています。ARDSを発症した所見です。CTでは、両側とも背側の浸潤影が目立ちます。このように、ARDSの浸潤影は加重のかかる部位に多く見られることが特徴です。

ICUにてルーチンで撮影する単純X線写真の正面像だけでは一見背側・腹側を見分けるのは困難に思えますが、下行大動脈や左横隔膜の陰影が追いにくくなっていることがわかります（シルエットサイン陽性）。背側の浸潤影が強い症例には腹臥位療法が効果的であることも多いので、おさえておきたい所見です。

ICU day10（図5）

さらに呼吸状態は悪化し、P/F比は80まで低下しました。

ARDSが進行すると肺は炎症の結果器質化し、最終的には線維化してしまいます。全体のうち換気に関与する容積は減少し、網状影や牽引性気管支拡張像が出現します。横隔膜陰影も縦隔陰影も不明瞭化しています。

図6は異なる症例のCT画像ですが、肺の線維化の結果、牽引性気管支拡張像や蜂巣肺が出現しています。

06

A
R
D
S

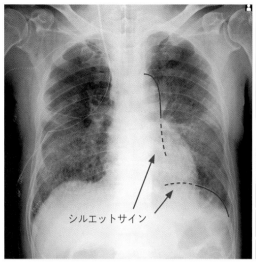
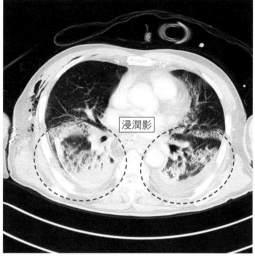

図4 酸素化は徐々に悪化傾向を示す

シルエットサイン

浸潤影

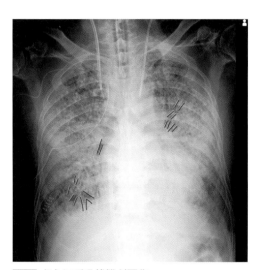
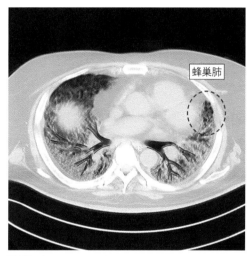

図5 さらに呼吸状態が悪化

図6 線維化した肺（別症例）

蜂巣肺

CASE③治療経過中に起こり得る合併症

　ARDSでは、肺水腫や線維化の影響で肺コンプライアンスが低下します。コンプライアンスの低下に伴い、無気肺や気胸などさまざまな合併症を起こすことがあります。それらの詳細については他稿に譲りますが、筆者が経験した注意すべき合併症のX線写真所見を紹介します。

70歳、男性。新型コロナウイルス感染症（COVID-19）重症肺炎に併発したARDSで人工呼吸・ECMO管理中です。ECMO離脱へ向けて自発呼吸下に管理していました。

とある日の胸部X線写真（図7）

　右に皮下気腫が出現していますが、呼吸状態は著変なかったので経過観察としていました。しかし、翌日にかけて徐々に頻脈傾向となり、血圧も不安定となりました。

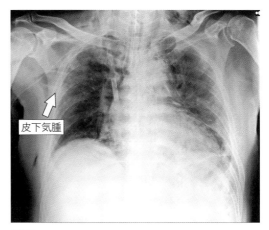

皮下気腫

図7 とある日の胸部X線

翌日の胸部X線写真とCT（図8）

　コンプライアンスが低下している中で、過度な吸気努力が加わったことが原因と思われる特発性の縦隔・心嚢気腫をきたしていました。循環が不安定となったのは、気腫による心臓の圧迫と考えられました。この症例は再度深鎮静とし、自発呼吸を抑えるために筋弛緩薬投与を開始して気腫の吸収を待つことで事なきを得ました。日々の胸部X線写真の変化を確認する重要性を教えられた症例でした。

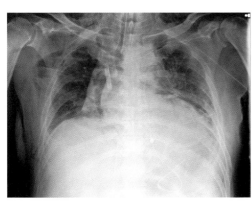
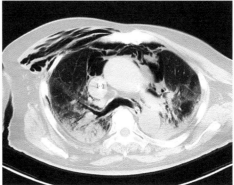

図8 翌日の胸部X線写真とCT

引用・参考文献
1) Bellani, G. et al. Epidemiology, Patterns of Care, and Mortality for Patients With Acute Respiratory Distress Syndrome in Intensive Care Units in 50 Countries. JAMA. 315 (8), 2016, 788-800.
2) 平岡栄治ほか編. 重症患者管理マニュアル. 東京, メディカル・サイエンス・インターナショナル, 2018, 712p.

06

A
R
D
S

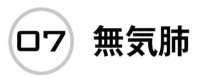

07 無気肺

順天堂大学医学部附属順天堂医院 呼吸器内科　**神後宏一**

順天堂大学医学部附属浦安病院 救急診療科　**近藤　豊**

KEY POINT

✓ ICU入室患者の突然の酸素飽和度低下では閉塞性無気肺が考慮されますが、肺塞栓などの緊急疾患も必ず考えましょう。

✓ 胸部X線写真の肺野評価は、正常構造物による線（特にシルエットサイン）の消失が重要です。

✓ ICU入室患者の胸部X線写真で無気肺を疑った場合、肺炎や胸水なども鑑別に挙げましょう。鑑別の一番のポイントは臨床情報です。

45歳　女性

　重症ウイルス性肺炎でICU入室のもと、挿管・人工呼吸管理およびECMOを使用し加療を行っている。本日朝、突然の酸素飽和度低下でアラームが鳴り、若手医師であるあなたが駆け付けた。器械音の影響もあり聴診所見ははっきりしない。胸部ポータブルX線写真を 図1 に示す。

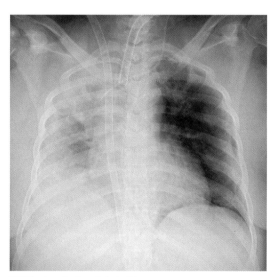

図1 ICU患者の右無気肺

ICUでよく見かける無気肺とは

　ICU入室中の患者で、日頃からむせこみが多く今朝から発熱していて、酸素飽和度低下のアラームが突然鳴り始めた…このような状況はよく遭遇することでしょう。胸部聴診で肺胞音の低下や断続性ラ音の領域と一致した透過性不良域を胸部X線写真で認め、体位変換やドレナー

ジで酸素化が改善し、「やっぱり誤嚥だったんだね」となることも多いと思います。

無気肺の鑑別

　一般に「無気肺」と聞いてまず思いつくのが、この気道内異物や分泌物などにより肺胞に空気が十分にいかず虚脱してしまう閉塞性無気肺でしょう。しかしながら、ICU患者に見られる無気肺ではこのほかにも、臥位の状態が長期間となってしまったために心臓などで圧迫されて生じる圧排性無気肺、急性呼吸窮迫症候群（acute respiratory distress syndrome；ARDS）や人工呼吸管理などでサーファクタントが低下して起こる癒着性無気肺、炎症を繰り返した結果、肺が「かたくなって」起こる瘢痕性無気肺など、非閉塞性無気肺も多く見かけます（図2）。これら無気肺の種類は事前の臨床情報や好発部位、無気肺の形などを参考にして鑑別します[1]。

意味のあるX線写真撮像とするために

　前述の酸素飽和度低下ですが、「医療の必要上、身体抑制されており、下肢痛の訴えもあり、今朝の血液検査のD-dimerも上昇していた…」となると、肺血栓塞栓症を念頭に置く必要があり、安易に無気肺と決めつけるのは危険です。画像の判断だけではなく臨床情報が非常に重要となるのです。

　無駄な被曝を避け、意味のあるX線写真撮像にするためにも、しっかりとした病歴聴取や呼吸音の確認を心掛けましょう。酸素飽和度低下のコールを受け、患者を診ずに胸部X線写真をオーダー、これだけは避けたいところです。

閉塞性無気肺	非閉塞性無気肺		
	圧排性無気肺	癒着性無気肺	瘢痕性無気肺
空気が通らない（喀痰・異物・腫瘍など）	圧迫してつぶれる（胸水・腫瘍・心臓など）	サーファクタント（表面活性物質）が減少し、肺胞がしぼむ（ARDSなど）	炎症のため線維化して膨らまない

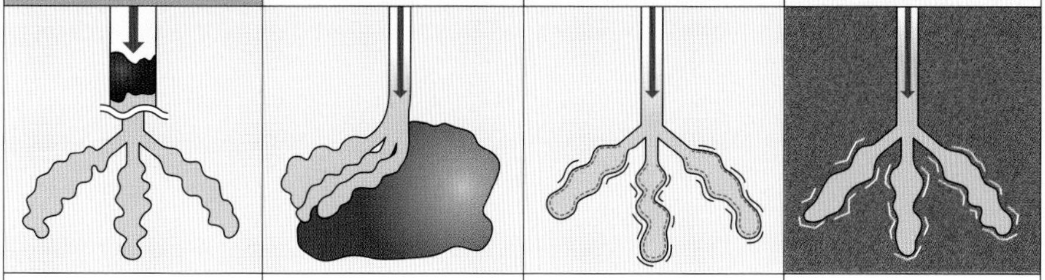

図2 無気肺の種類

無気肺の画像所見

　無気肺は肺の含気量の低下により、肺容積が減少した状態です。X線写真では空気（含気良好な肺の部分）は黒色となりますが、含気不良の部位は白色でべったりした形の画像となります。CT写真も同様で、白くべったりした部分を浸潤影といいます。

　胸水や肺炎などでも透過性不良のため、無気肺と同様の画像となりますが、無気肺の場合、肺容積が減少した結果、周囲の構造物（葉間や横隔膜、縦隔）を"引っ張り"偏位させ、周囲の肺が過膨張することもあります（図3）。胸水では溜まった水が縦隔を押すため、縦隔は無気肺のときと逆（健側）に偏倚します（図3、4）。また、浸潤影の中に気管支透亮像（エアブロンコグラム）を認めたら、肺炎の可能性が高くなります。肺炎では炎症による滲出物のために空気成分が減少して白くなりますが、気道は交通しているため、気管支部分は黒く抜け落ちるのです（図5）。

　しかし、無気肺の程度がわずかであったり、末梢の無気肺であったりするのならば、上記の画像の特徴はあまり顕著ではありません。特に末梢の肺野では、無気肺となった場合、周囲の側副路（Kohn孔、Lambert管）を用いて換気を行うことが可能なため[2]、大きな無気肺が起こりにくいのです（図6）。ただし、この換気路を介して炎症や感染が周囲に広がることもあるため、側副路はメリットだけがあるわけではありません。

好発部位

　無気肺の好発部位も知っておく必要があります。ICUの患者では誤嚥による背側下葉の閉塞性無気肺や、心臓や胸水による圧迫が原因の（特に左）下肺野の圧排性無気肺をよく見かけます。

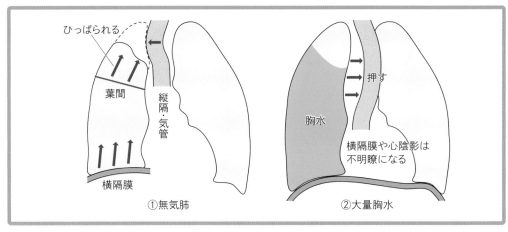

図3 無気肺と大量胸水のイメージ

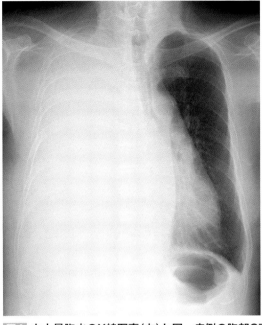

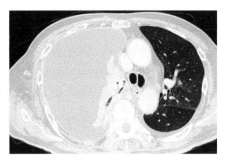

胸部X線写真では右肺野に全体的な透過性低下を認める。気管支を比較的容易に追うことができ、縦隔は左（健側）に偏位しているため、右大量胸水と考えられる。胸部CT写真（気管分岐部レベル）でも同様の所見であり、右肺はほぼ完全に虚脱している。

図4 右大量胸水のX線写真（左）と同一症例の胸部CT写真（右）

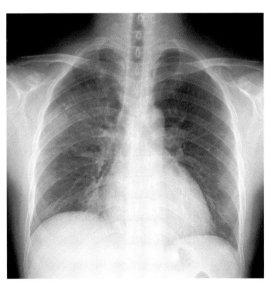

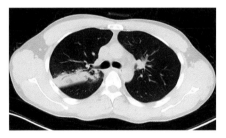

X線写真では右上中肺野に淡く透過性が低下しており、うっすらと気管支を追うことができる（気管支透亮像）。胸部CT写真（気管分岐部レベル）を見ると浸潤影の中に右上葉枝〜末梢にかけての気管支透亮像を明瞭に認め、細菌性肺炎を疑う。

図5 右細菌性肺炎のX線写真（左）と同一症例のCT写真（右）

仰臥位では（誤嚥物が重力で右上葉枝〜右B1、2の枝へ向かうため）右上葉への誤嚥が起こりやすくなり、同部位の無気肺（逆Sサイン）が見られることもあります（図7）。参考までに、臥床の有無に関係なければ、中葉・舌区への気管支は細長くKohn孔やLambert管を介した側

07

無気肺

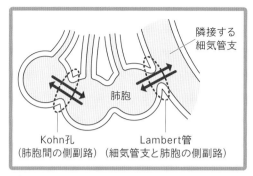

図6 Kohn孔、Lambert管のイメージ

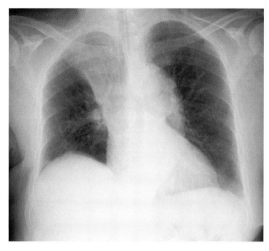

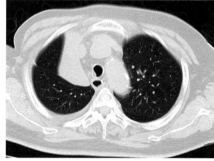

胸部X線写真では右上肺野に透過性不良域を認め、右第1弓(上大静脈)の辺縁は不明瞭となっている(シルエットサイン陽性)。気管はやや右に偏位しており、右横隔膜の挙上を認めることも踏まえ、右上葉の無気肺と考える。胸部CT写真では右上葉無気肺のほか、右胸水貯留も認める(正面像のX線写真のみでは指摘困難)。

図7 右上葉無気肺のポータブルX線写真(左)と同一症例の胸部CT写真(右)

副路も発達不十分であるため、解剖学的に無気肺をきたしやすく、反復して中葉・舌区に無気肺を起こす中葉症候群や舌区症候群が知られています(図8)。

いずれにしても、X線写真での解剖学をおさえていれば、「その異常陰影は肺のどのあたりなのか」を予想でき、かつ、周囲の情報と併せて無気肺の可能性が高いのか否かを考えることができます。その考える過程は、安易なCT検査を立ち止まって考えることにもつながります。

異常陰影の部位の同定に重要となる "シルエットサイン"

X線写真を見るとき、まず、過去の画像と経時的比較を行い、新規の変化の有無を探します。そして正常構造を思い浮かべながら左右を比較します。

異常陰影の部位の同定に重要となるものは正常構造物の陰影の消失となります。有名なものでシルエットサイン[3]というものがあり、コントラストが構成するラインが消失した場合を

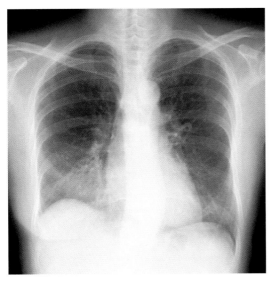

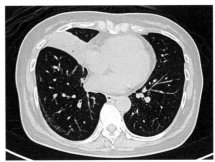

胸部X線写真では右下肺野の透過性が低下している。これだけでは中葉病変なのか、下葉病変なのかは判断できないが、心右縁が不明瞭となっている（右第2弓シルエットサイン陽性）ことから中葉病変と考えられる。胸部CT写真では心臓に接した部位での浸潤影を認める。下葉は心臓に接しないことに留意すると、中葉病変と判断できる。

図8 右中葉無気肺のX線写真（左）と同一症例の胸部CT写真（右）

陽性とします。筆者はシルエットサインを勉強し始めたときに、まずS^3とS^5を覚えて、「3 + 3 = 6、3 + 5 = 8、5 + 5 = 10」と大まかに把握する方法から始めました（**図9**）。まずは最低限この方法を知っておくと、病変の部位がある程度想定できると思います。ぜひ試してみてください。

無気肺を疑ったら

画像診断の前に

さて、ここでもう一度冒頭の症例を振り返りましょう。画像診断の前にまずは人工呼吸管理下でのアラームでは、「DOPE」（Displacement of the tube：気管チューブの位置異常、Obstruction of the tube：気管チューブの閉塞、Pneumothorax：気胸、Equipment failure：機器の不具合）や人工呼吸器の非同調などを考えます。DOPEに基づいた身体所見や機器の確認を行いつつ、ポータブルX線写真を参考にします。

X線写真の評価と診断

図1のポータブルX線写真では、両側末梢優位の網状影を認め、右肺野全体に透過性不良域を認めます。右第1弓や横隔膜のラインはやや不明瞭です。気管・縦隔は右に偏位しています。前日の画像と比較すると、網状影や各種デバイス先端の位置変化は認めていませんでした

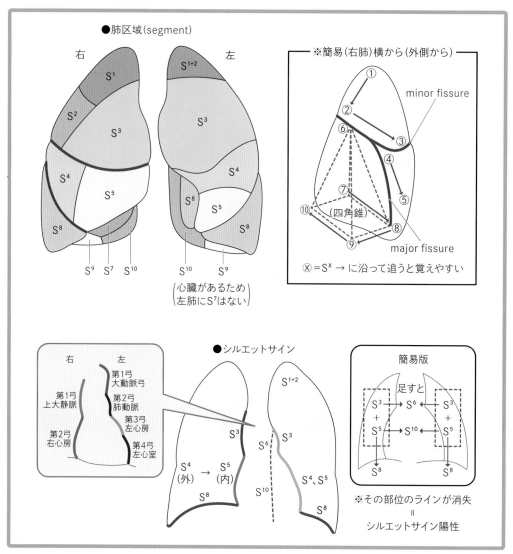

図9 肺の区域とシルエットサインの覚え方

が、右優位の肺野透過性不良域は新たに出現したものでした。若手医師であるあなたは胸部聴診を行い、右肺野の肺胞音が低下していたため、右無気肺と考えて対応することにしました。

治療の実際

無気肺ではその部位での換気が不十分であるため（換気血流比不均等）、健側を下にすると本来無気肺の部位に行く予定の静脈血が「含気良好な」肺胞に向かい換気されるため、酸素飽和度は上昇します。仰臥位の期間が長い患者での背側肺野の圧排性無気肺で、腹臥位にすると酸素化が改善するのも同じ理由です。また圧排性無気肺では「圧迫」を解除すれば改善が見込めるため、例えば胸水による圧排では「胸水をドレナージする」ということも治療につながります。

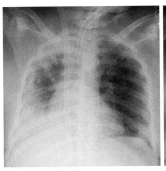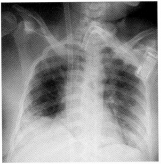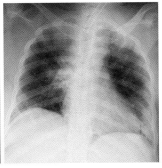

図10 右無気肺のポータブルX線写真の経時的変化

左から気管支鏡施行直後、施行2日後、施行1週間後。右無気肺は徐々に改善した。

気管支鏡の実施

　本症例でも左側臥位にして吸引したところ酸素飽和度は軽度改善しましたが、吸引で凝血塊が引け、吸引チューブもすぐに閉塞を繰り返してしまったため、出血源の同定と加療目的に気管支鏡を施行しました。気管支鏡所見では気管チューブカフ上から血液が垂れ込み凝固している所見を認め、多量の凝血塊と喀痰を愛護的に吸引しました。その後も気管支鏡での吸引に加え、ウイルス性肺炎自体の加療やヘパリンの投与量を調整し、右肺野の透過性や気管・縦隔偏位も改善しました（図10）。

人工呼吸管理における無気肺

　最後に、ICUで管理されている患者では人工呼吸管理となっていることが少なくありません。陽圧換気による人工呼吸器関連肺損傷が生じることを予防すべく、①低い一回換気量（6mL/kg以下）、②吸気プラトー圧 < 30cmH$_2$O、③ある程度の高二酸化炭素血症の許容（吸気プラトー圧をより重視）、④十分なPEEPによる呼気終末肺胞虚脱予防は広く知られています[4, 5]。人工呼吸器関連肺損傷の機序のひとつとして、虚脱した肺胞が陽圧換気により膨らんだり縮んだりを繰り返すことで炎症（無気肺障害：atelectrauma）を起こすとされています[5]。すなわち、無気肺患者での人工呼吸管理は、よりいっそう注意する必要があります。

07

無気肺

引用・参考文献

1）田内胤泰. "無気肺". 胸部X線写真のABC. 日本医師会編. 東京, 医学書院, 1990, 142-8.
2）田村昌士. "ガス分布(distribution of inspired gas)". 呼吸器病学. 第3版. 本間日臣編. 東京, 医学書院, 1990, 124-7.
3）Goodman, LR. Felson's Principles of Chest Roentgenology A programmed Text. third edition. Philadelphia, Saunders, an imprint of Elsevier Inc., 2007, 87-102.
4）Amato, MB. et al. Beneficial effects of the "open lung approach" with low distending pressures in acute respiratory distress syndrome. A prospective randomized study on mechanical ventilation. Am J Respir Crit Care Med. 152(6 Pt 1), 1995, 1835-46.
5）Moloney, ED. et al. Protective ventilation of patients with acute respiratory distress syndrome. Br J Anaesth. 92(2), 2004, 261-70.

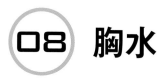

胸水

さいたま市立病院 救命救急センター **富永直樹**

日本医科大学多摩永山病院 救命救急科 **久野将宗**

KEY POINT

✓ 胸水は重力により所見が変化します。

✓ 少量〜中等量の胸水では、立位あるいは坐位で肋横隔膜角の鈍化として示されます。

✓ 多量の胸水では、肺野全体のX線透過性低下として示されるため、ほかの病態との区別が困難です。

✓ 多量の胸水が貯留している場合、肺実質の病変が覚知しづらくなります。

はじめに

　胸水の貯留は、ICUにおいて日常的に見られる病態のひとつです。本稿では胸水の胸部X線写真を用いて、所見の特徴と注意点を解説します。

　胸水がほかの胸部X線写真に異常陰影をきたす病態と比較して異なる点は、流動性があることです。具体的には、撮影時の条件（臥位なのか、立位あるいは坐位なのか）により、胸水が移動しX線写真の所見が変化し得る、という点がポイントとなります。また、胸水の貯留は少量の場合と多量の場合では注意点が異なるため、それぞれに分けて解説します。

少量〜中等量の胸水

　胸水が少量の場合、臥位の胸部X線写真（**図1**）では所見としては現れづらいです。同時に撮影した立位の胸部X線写真（**図2**）では右側の肋横隔膜角（CP angle）が鈍化しています。重力により、胸水が最も溜まりやすい部分に限局してX線透過性が低下するためです。重力変化によるX線写真の変化が最も現れやすい病態は少量〜中等量程度の胸水であるため、本症例のように異なる条件での撮影は有用です。

　このような少量の胸水のみでは病的な意義は小さいですが、臥位の胸部X線写真では見逃し

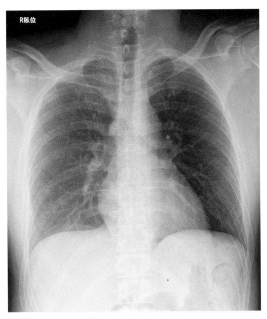

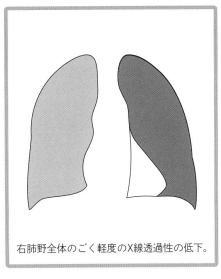

右肺野全体のごく軽度のX線透過性の低下。

図1 右胸水（臥位）

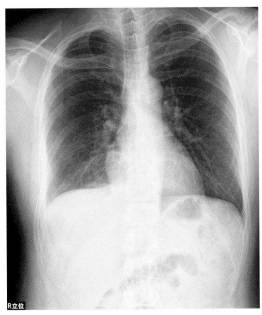

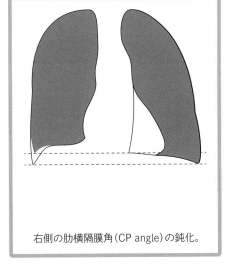

右側の肋横隔膜角（CP angle）の鈍化。

図2 右胸水（立位）

08

胸水

やすいこと、胸水の量を比較・経過観察する場合などに立位あるいは坐位で撮影することが重要です。ICUで少量～中等量の胸水を胸部X線写真で確認したい場合には坐位、つまり可能な範囲でベッドアップして撮影することを勧めます。

多量の胸水

　胸水が多量の場合、臥位の胸部Ｘ線写真（図3）では肺野全体のＸ線透過性低下として示されます。この場合、胸部Ｘ線写真のみで肺うっ血像や広範なすりガラス影と区別することは困難になります。同時期に撮影した胸部CT（図4）では、ほぼ多量の胸水貯留単独による異常所見であることがわかります。

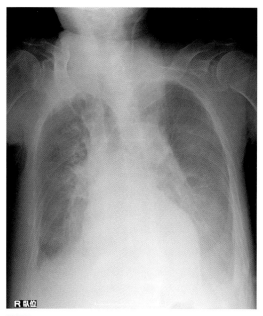

図3 両側多量胸水（臥位）

両肺野全体のＸ線透過性の低下。

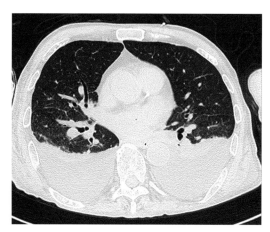

図4 両側多量胸水（CT 肺野条件）

背側に多量の胸水貯留があり、肺実質の病変は目立たない。

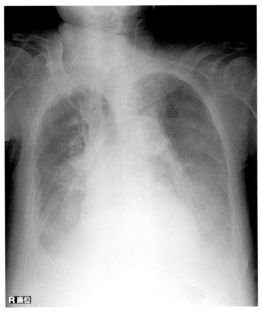

図5 両側多量胸水（坐位）

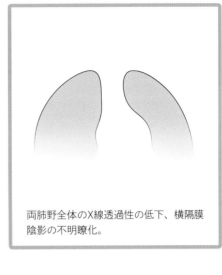

両肺野全体のX線透過性の低下、横隔膜陰影の不明瞭化。

坐位の胸部X線写真（**図5**）では、やや下肺野有意のX線透過性低下およびCP angleを含めた横隔膜陰影の不明瞭化として示され、陰影が変化していることは観察できます。しかし、このような患者は重症であることが多く、撮影のために十分な坐位や立位をとることが困難であることが多いです。したがって、X線写真のみでほかの異常陰影と区別するべきではなく、臨床経過や症状によっては胸部CTの撮影を考慮します。

特に、多量の胸水が貯留した患者が臨床的に問題となる点は、肺実質の異常所見がマスクされて現れにくいことです。したがって、胸部X線所見が大きく変わらないように見える患者でも、臨床症状としての呼吸状態悪化が認められた場合、肺炎などの肺実質病変の合併を念頭に置き、胸部CTを撮影するべきです。また、多量の胸水であれば、超音波にて確認が可能なので、即座に判断したい場合や移動が困難な場合には超音波検査を行うことを勧めます。

おわりに

胸水の胸部X線写真は重力によって所見が変化するため、まず撮影条件を確認することが重要です。特に、一般的な条件である臥位での撮影は、胸水が少量の場合は覚知しづらく、多量の場合はほかの異常所見を示す病態と区別がつきにくいため注意が必要です。

08

胸水

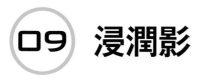

09 浸潤影

都立広尾病院 救命救急センター **三輪　槙**

救急振興財団 救急救命東京研修所／都立広尾病院 救命救急センター **中島幹男**

KEY POINT

✓ 浸潤影はべったりとした濃く白い影です。

✓ コンソリデーションとも呼ばれます。

✓ 気管支透亮像(エアブロンコグラム)を伴うこともあります。

✓ 影の中に血管は見えません。

　人工呼吸管理中の患者の胸部X線写真を見ると、「肺が真っ白」ということは珍しくありません。**図1**はポータブル坐位で撮影した胸部X線写真です。肺野の「白さ」にはいろいろな種類がありますが、最もメジャーなのが「浸潤影」です。本稿では浸潤影とは一体どのようなものかを解説したいと思います。

浸潤影の定義

　浸潤影について成書では、「肺葉、区域の容積減少を伴わない境界不明瞭な陰影。肺胞内の空気が滲出物質によって置換されることにより生じる。しばしば 気管支透亮像（air bronchogram）を伴う。そのうち均等な陰影を、濃厚浸潤（陰）影、consolidationともいう」[1] とか、「細葉大の多数の不透明陰影が融合し重なり合ってできる辺縁が不明瞭な陰影。そのうちconsolidationでは陰影内の血管は見えないが、air bronchogram が時に見られる」[2] とされています。しかしこれではどういうことかピンときませんね。簡単に言うと、べったりとした境界がハッキリしない濃い陰影で、その中に、気管支内の空気が直線状や木の枝のように広がる像（エアブロンコグラム）が見えることがある、ということです。どのくらい濃いかというと、肺の中にある血管が透けて見えないぐらいです（すりガラス影の項を参照→p.164）。浸潤影とコンソリデーションは同義と考えてよいでしょう。

　模式図にすると**図2**のようになります。**図2-A**が浸潤影とその中に見えるエアブロンコグラム、**図2-B**はエアブロンコグラムが見えない浸潤影（コンソリデーション）です。肺胞の中がき

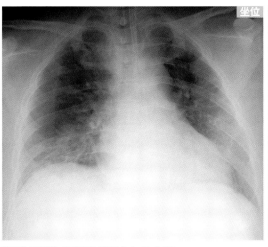

図1 両側に浸潤影が見られる症例

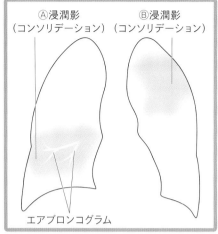

Ⓐ浸潤影　　　　　　　Ⓑ浸潤影
（コンソリデーション）（コンソリデーション）

エアブロンコグラム

図2 浸潤影の模式図

れいで空気がしっかり通っていれば胸部X線写真では黒く写りますが、肺胞の中に痰や炎症でできた滲出液などが溜まっていると空気がなくなるため、胸部X線写真上では白い影として写ります。

浸潤影をきたす病態

　人工呼吸管理中の胸部X線写真で「べったりとした濃い影」を見たとき、どのような病態・鑑別疾患を考えればよいでしょうか。

　肺胞の中に炎症でできた滲出液が溜まる感染性の肺炎や、肺胞が水浸しになる肺水腫、肺胞の中ががん細胞に置き換わってしまう肺がん、肺胞に空気が通らなくなって肺胞が潰れてしまう無気肺、いずれにおいても「肺胞の中に空気がない」という状態になり、浸潤影を呈します。感染性の肺炎の中には、細菌性・ウイルス性・真菌性・結核などたくさんのものがあります。多少語弊がありますが、細菌性＝浸潤影、ウイルス性＝すりガラス影となることが多いと理解しておきましょう。

胸部X線写真での鑑別

　上記のような病態を胸部X線写真でどのように鑑別するかを簡単に説明します。ここでは浸潤影プラスαの所見から考えてみましょう[3]。

　人工呼吸管理中の浸潤影でよく出会うもののトップ2は「細菌性肺炎」と「（心原性）肺水腫」です。細菌性肺炎の場合は起因菌の種類にもよりますが、1カ所にベタっと大きな影を作るこ

09

浸潤影

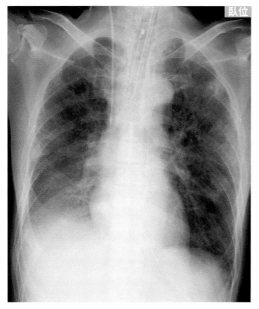

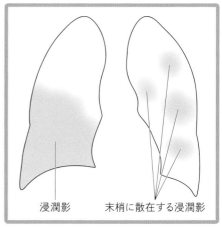

浸潤影　　　末梢に散在する浸潤影

図3 両側に浸潤影が出現した細菌性肺炎の
症例

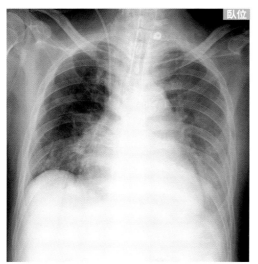

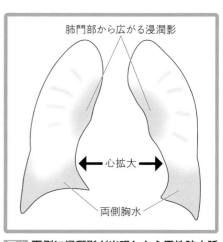

肺門部から広がる浸潤影

心拡大

両側胸水

図4 両側に浸潤影が出現した心原性肺水腫
の症例

とが多いです（**図3**）。これに対し、肺水腫ではプラスαの所見として、①浸潤影の分布が肺門部優位、②心陰影の拡大、③両側胸水があります（**図4**）。

　もちろん100％完璧にわかるわけではなく、細菌性肺炎でも胸水を伴うことはありますし、肺水腫でも急性の場合は胸水がないこともあります。臨床経過と合わせて、鑑別を考えていくことが大切です。それでも「〜っぽい」というのがわかると、患者の呼吸状態が悪くなったときに「肺炎を起こしたから悪くなった」のか、「心不全を起こしたから悪くなった」のか、な

んとなく考えることができると思います。

　また、経時的な変化も重要です。肺炎は1日で浸潤影が消えることはありませんが、肺水腫では利尿薬や陽圧換気により1日で劇的に改善することもあります。淡いすりガラス影が日に日に濃くなって浸潤影になることもあります。

引用・参考文献

1）桑原正喜. 3D画像を動かして学ぶ胸部の解剖とX線写真の読影. 第2版. 京都, 金芳堂, 2009, 28.
2）畠中睦郎. めざせ! 基本的読影力の向上：胸部X線写真. 改訂第2版. 京都, 金芳堂, 2009, 2-3.
3）大場覚. 胸部X線写真の読み方. 第2版. 東京, 中外医学社, 2001, 168-76.

09

浸潤影

⑩ すりガラス影

自治医科大学 麻酔科学・集中治療医学講座 集中治療医学部門 **藤内 研**

KEY POINT

✓ 胸部X線写真や胸部CTのすりガラス影は、気管・血管などの構造が同定できる程度の淡い濃度上昇※と定義されます。

✓ すりガラス影は、肺胞隔壁の肥厚もしくは不完全な肺胞腔内の充満を見ています。

✓ 両側のすりガラス影を見たら、感染症以外の可能性も積極的に鑑別しましょう。

✓ すりガラス影の含気がなくなると、急速に低酸素血症が進行するため注意が必要です。

※濃度上昇：白く見えること

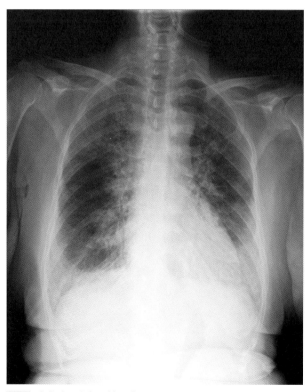

70代 女性
インフルエンザウイルス肺炎による呼吸不全のため当院を受診しました（**図1**）。

図1 受診時の胸部X線写真

第1病日

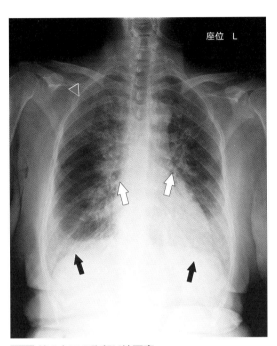

図2 第1病日の胸部X線写真

🔍 胸部X線写真の見どころ 図2

両側下肺野の胸膜側（周辺）優位に淡い濃度上昇（すりガラス様）を認めます（➡）。

両側縦隔側に淡い濃度上昇（すりガラス様）および微細な粒状影（砂をかけたような）を認め、血管陰影の境界が不鮮明になっています（⇨）。

右上肺野は、左側と比較して淡い濃度上昇（すりガラス様）を認めます（▼）。

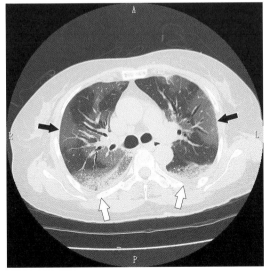

図3 第1病日のCT画像

🔍 胸部CTの見どころ 図3

両側の胸膜側優位に、気管支・血管などの構造物が見える淡い濃度上昇（すりガラス様）を認めます（➡）。

両側の背側には、構造物が見えない濃度上昇（浸潤影・コンソリデーション）を認めます（⇨）。

10

すりガラス影

すりガラス影の定義

胸部X線写真・CTそれぞれの特徴

　胸部X線写真でのすりガラス影の定義は、淡い（ぼやけたような）陰影、もしくは微細粒状陰影の集合のような陰影です。CTでのすりガラス影は、気管・血管などの構造が同定できる程度の淡い濃度上昇と定義され[1]、肺胞隔壁の肥厚（図4-②）あるいは不完全な肺胞腔内の充満（図4-③）を画像が捉えているとされています[1]。浸潤影・コンソリデーション（図4-④）との違いは、肺胞腔内に含気が保たれていることです。

　胸部X線写真におけるすりガラス影は、CTではさまざまな陰影として捉えられ、必ずしも胸部X線写真と同様のすりガラス影を呈するわけではありません。CTの方が病態を詳細に捉えるため、胸部X線写真のすりガラス影から病態を考えるのは難しいです。そこで本稿では、CTにおける浸潤影・コンソリデーションと対比させる形で、胸部X線写真でのすりガラス影を取り上げていきます。

　すりガラス影は、気管・血管などの構造が不鮮明になるものの同定できる淡い濃度上昇（図4-B）、浸潤影・コンソリデーションは、気管・血管などの構造が同定できない濃度上昇（図4-C）と、このようにざっくり捉えて、臨床上はおおむね問題ないでしょう。

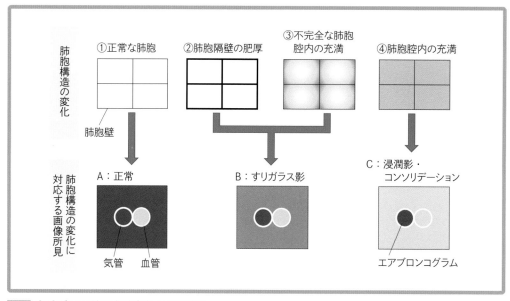

図4　すりガラス影の成り立ちと画像所見

すりガラス影の鑑別疾患

　急性期において両側に拡がるすリガラス影を見たとき、浸潤影・コンソリデーションと比べると、感染症以外の非感染性の病態の可能性も積極的に考えなければなりません（表1）。感染なら気道検体を採取し、培養だけではなくpolymerase chain reaction（PCR）検査も提出します。非感染性なら、気管支肺胞洗浄（bronchoalveolar lavage；BAL）や、抗核抗体などの血液検査を行い、免疫抑制薬（ステロイドなど）の適応がないかを判断します。

　また経時的変化も鑑別に重要です。特に浸潤影・コンソリデーションの初期像を捉えていることがあり、そのような場合、急速に呼吸状態が悪化するため注意が必要です。

表1　感染症と非感染症の鑑別

	感染症	非感染症
種類	・ニューモシスチス肺炎 ・ウイルス性肺炎（インフルエンザウイルス、コロナウイルス、サイトメガロウイルスなど） ・初期の細菌性肺炎 ・非定型肺炎	・薬剤性肺障害 ・過敏性肺炎 ・肺水腫 ・肺胞出血 ・特発性間質性肺炎 ・好酸球性肺炎 ・膠原病肺 など

10

すりガラス影

第2病日

急速に呼吸状態が悪化し、気管挿管を行い人工呼吸管理となりました。

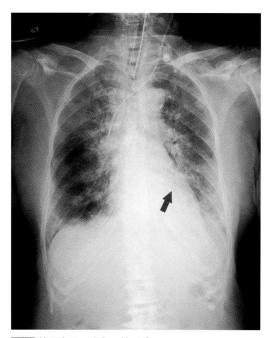

図5 第2病日の胸部X線写真

🔍 胸部X線写真の見どころ 図5

　第1病日と比較して、両側の上肺野のすりガラス影は明瞭化し、範囲が拡大しています。

　左下肺野の心臓の裏側では、下行大動脈の境界が追えなくなり（シルエットサイン陽性）、気管支透亮像（エアブロンコグラム）を呈する浸潤影・コンソリデーション±無気肺（➡）が新たに出現しています。すりガラス影は含気が保たれていますが、浸潤影・コンソリデーションあるいは無気肺に変化すると、シャント（含気がなくなり、換気されなくなります）になり、急速に低酸素血症となるため注意が必要です。気管挿管時に、鎮静薬により自発呼吸が抑制され、虚脱しやすい背側のすりガラス影が虚脱して急速に酸素化が悪化するのをしばしば経験します。

第8病日

徐々に改善し、第7病日に人工呼吸器から離脱しました。

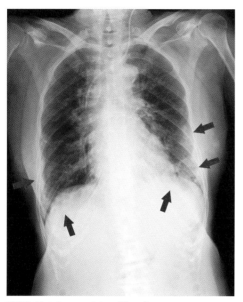

図6 第8病日の胸部X線写真

🔍 胸部X線写真の 見どころ 図6

　両側下肺野の胸膜側（外側）に、結節影を伴う不均等（均一でなく、陰影が混在している）な濃度上昇を認めます（➡）。

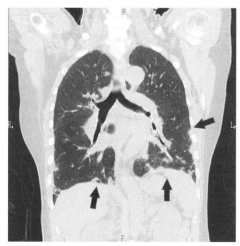

図7 第8病日のCT画像

🔍 胸部CTの見どころ 図7

　下葉の胸膜直下優位（胸膜に接するように）に結節影が散在しており（➡）、これが胸部X線写真で見られる不均等な濃度上昇になったと考えられます。

引用・参考文献

1) Desai, S. et al. Webb, Müller and Naidich's High-Resolution CT of the Lung sixth edition. Philadelphia, Wolters Kluwer, 2021, 141-9.

10

すりガラス影

⑪ 粒状影

都立広尾病院 救命救急センター **三輪 槙**

救急振興財団 救急救命東京研修所／都立広尾病院 救命救急センター **中島幹男**

KEY POINT

✓ 5mm以下のツブツブを粒状影と呼びます。

✓ 特に結核では注意が必要です。

　人工呼吸管理中の胸部X線写真で、「ツブツブした影」を見ることがあります。ツブツブの大きさはさまざまですが、一般的に5 mm以下のツブツブは「粒状影」や「粟粒影」と呼ばれます。もう少し大きな5～30 mmのツブツブは「結節影」、30 mm以上のものは「腫瘤影」と呼ばれます[1, 2]。ここでは5mm以下の粒状影について解説したいと思います。

粒状影の鑑別診断

　人工呼吸管理中に見られる粒状影で覚えておいてほしいのは肺炎と結核です。

結核の場合

　図1は両肺野全体に粒状影が広がっています。CT（図2）を見ると粒状影だけでなく、浸潤影も混在しています。これは粟粒結核の症例です。粟粒結核は血行性に広がるため、このように肺野全体（びまん性）に粒状影が見られます。一方で、経気管支的に広がる肺結核の初期では部分的な粒状影だけのこともあります（図3）。

細菌性肺炎の場合

　細菌性肺炎では浸潤影や胸水と一緒に粒状影が見られることも多いですが、肺結核との鑑別は難しいことが多いです。怪しい粒状影がある場合は画像診断だけに頼らず、喀痰検査を行うことが肝要です。

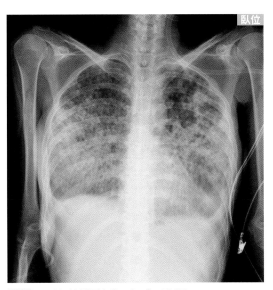

図1 派手な粒状影（ポータブル臥位）

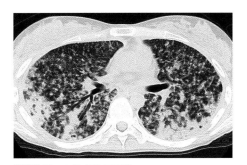

図2 図1の胸部CT画像

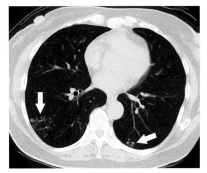

図3 限局的な粒状影（肺結核症例）

そのほかの鑑別

　結核や細菌性肺炎以外の鑑別としては、非結核性抗酸菌症、気管支拡張症、びまん性汎細気管支炎、サルコイドーシス、転移性肺腫瘍などが挙げられます[3]。粒状影を呈する転移性肺腫瘍として代表的なのは肺がん、甲状腺髄様がん、乳がん、腎がん、前立腺がん、悪性黒色腫、骨肉腫、絨毛がんなどです[4]。頻度的には気管支拡張症を伴う非結核性抗酸菌症が多いのですが、ICUで粒状影を見た場合は呼吸器内科の専門医に一度診てもらうと安心でしょう。

人工呼吸管理中の要注意は肺結核!

　肺結核の影は上葉に存在することが多いと言われますが、どこにどんな形で陰影が出現してもおかしくありません。粒状影だけでなく、浸潤影・空洞・胸水を伴うことも多いです。

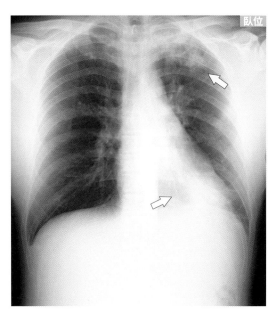

図4 一見ただの肺炎に見える肺結核

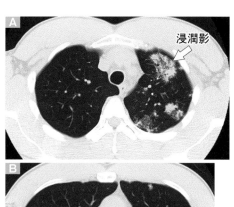

浸潤影

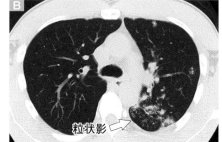

粒状影

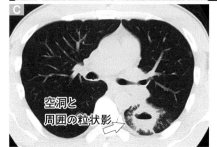

空洞と
周囲の粒状影

図5 図4の胸部CT画像

図4 の臥位で撮影されたポータブルの胸部X線写真では、左上肺野と左心陰影に重なる部分に浸潤影を認めます。一見ただの肺炎のように見えますが、CTを撮影してみると、浸潤影（図5-A）、粒状影（図5-B）、空洞（図5-C）など多様な所見が見られ、肺結核と診断されました。空洞は臥位で撮影された胸部X線写真では見えにくいので要注意です。肺結核は空気感染するので、疑われた段階で陰圧個室管理、N95マスクでの対応が原則です。

引用・参考文献
1) 桑原正喜. 3D画像を動かして学ぶ胸部の解剖とX線写真の読影. 第2版. 京都, 金芳堂, 2009, 30.
2) 大場覚. 胸部X線写真の読み方. 第2版. 東京, 中外医学社, 2001, 198.
3) 畠中睦郎. めざせ! 基本的読影力の向上: 胸部X線写真. 改訂第2版. 京都, 金芳堂, 2009, 2-3, 230-1.
4) 村田喜代史編. 胸部のCT. 第3版. 東京, メディカル・サイエンス・インターナショナル, 2011, 198, 413-6.

皮下気腫・縦隔気腫

札幌医科大学 救急医学講座 **中山龍一**

KEY POINT

✓ ICU患者の呼吸管理において、皮下気腫・縦隔気腫の発生は、外傷（医原性も含めて）や人工呼吸の合併症などを疑う重大なイベントです。皮下気腫・縦隔気腫のX線写真所見の特徴と発生機序を学ぶことで、呼吸管理中の患者に何が起きているかをより深く理解することができます。

皮下気腫・縦隔気腫のX線写真における特徴

　皮下気腫は、ガスまたは空気が皮下に侵入して発生し、縦隔気腫は縦隔（左右の肺と胸骨、胸椎で囲まれた部分、つまり肺を除いた胸郭）にガスまたは空気が侵入することで発生します。どちらも通常は空気が存在しない場所に、異常に発生してしまう病態です。身体所見では、皮下気腫は触診の握雪感（パチパチという感触）で確認できますが、縦隔気腫は体の表面からは確認できません。

　皮下気腫と縦隔気腫は、病変の大きいものであればX線写真で診断可能です。本稿では皮下気腫・縦隔気腫のX線写真の特徴を、CT所見と比較して解説します。

症例①

　図1、2は左胸腔ドレーンが挿入された胸部外傷患者の所見です。胸郭外の黒い部分（図2、赤枠）が空気を示しており、皮下気腫と診断できます。この部位を触診してみれば握雪感があるはずです。

70代、女性。胸部外傷で救急搬送。左肋骨骨折と気胸、皮下気腫があり、胸腔ドレーンを留置してICUに入室となりました。

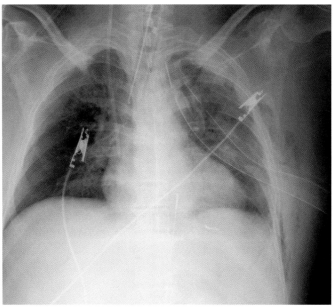

図1 気管挿管され、左胸腔にドレーンが留置された70代女性のX線写真

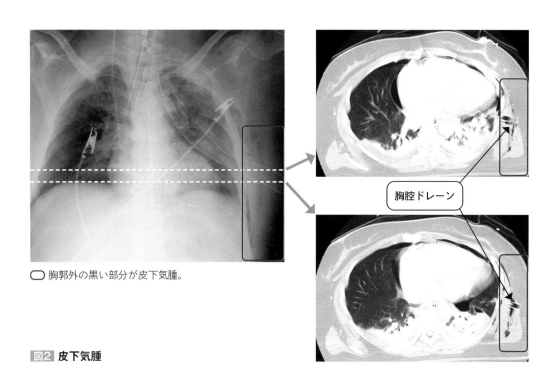

⬭ 胸郭外の黒い部分が皮下気腫。

胸腔ドレーン

図2 皮下気腫

症例②

　図3、4はCOVID-19によるARDS患者に発生した皮下気腫・縦隔気腫の所見です。最も特徴的な所見は胸部前面に大きく広がる縞模様の線条です。これは皮下の大胸筋の形に沿って空気が侵入するために現れる皮下気腫の所見です。X線写真は二次元の画像なので、大胸筋周囲の皮下気腫が大きいと、ほかに気胸や縦隔気腫が存在していても隠れて見にくくなることが多いので注意が必要です。そのため、CTによる確認をおすすめします。図4の青で囲んだ部分に縦隔気腫を確認できます。このように上大静脈や大動脈、心臓の横に出てくる黒い空気を疑う陰影は縦隔気腫を疑います。

60代、男性。COVID-19による急性呼吸窮迫症候群（acute respiratory distress syndrome；ARDS）。人工呼吸管理開始から7日後に触診で胸部前面に握雪感を認め、皮下気腫と判断して胸部X線写真撮影とCT検査を施行しました。

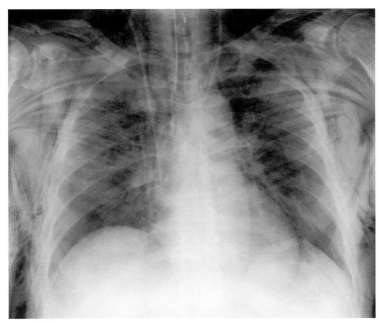

図3 気管挿管されたCOVID-19の60代男性のX線写真

12
皮下気腫・縦隔気腫

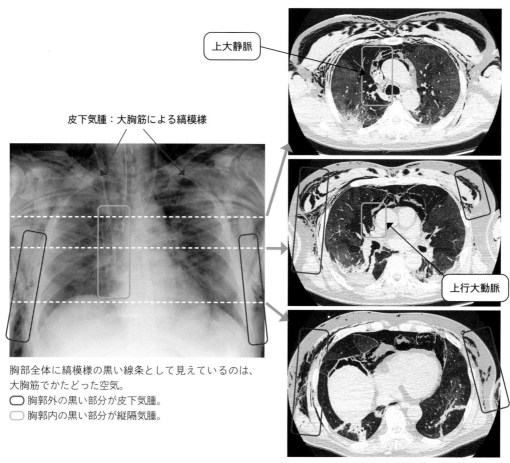

上大静脈

皮下気腫：大胸筋による縞模様

胸部全体に縞模様の黒い線条として見えているのは、
大胸筋でかたどった空気。
⬭ 胸郭外の黒い部分が皮下気腫。
⬭ 胸郭内の黒い部分が縦隔気腫。

上行大動脈

図4 特徴的な縞模様の黒い線条

症例③

　図5、6 はARDS患者に発生した皮下気腫・縦隔気腫の所見です。胸部前面の皮下気腫がないため、症例2と比べれば縦隔気腫の読影は容易です。心臓周囲にある黒い空気（**図6**、青枠）が縦隔気腫を疑う陰影です。X線写真で疑った場合にはCTで確認しましょう。

60代、男性。レジオネラ肺炎によるARDSで人工呼吸管理中の患者です。胸部X線写真で縦隔気腫を疑い、CT検査を施行しました。

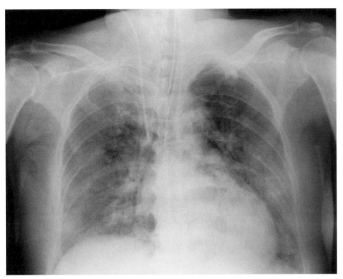

図5 気管挿管されたレジオネラ肺炎によるARDSの60代男性のX線写真

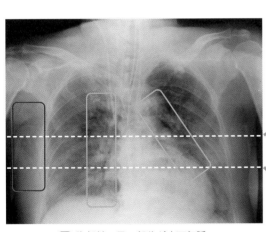

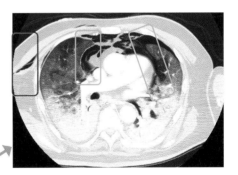

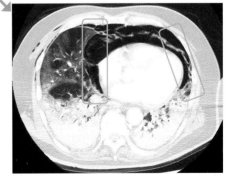

⬤ 胸郭外の黒い部分が皮下気腫。
◯ 胸郭内の黒い部分が縦隔気腫。

図6 胸部前面の皮下気腫がなく縦隔気腫の読影が容易

12

皮下気腫・縦隔気腫

発生機序を考慮した鑑別診断

皮下気腫

皮下気腫はどこから空気やガスが入ったかについて、以下の3通りを考えます。

①胸郭外：皮膚の外　例）創部（胸腔ドレーンや手術創からの外気の侵入、開放性外傷）

②胸郭内：肺や気管、消化管などからの空気の流入　例）気胸、縦隔気腫の皮下への移行

③皮下：皮下組織内でのガス産生　例）ガス産生菌の感染

皮下気腫の原因は外傷や慢性閉塞性肺疾患（COPD）に伴う気胸が多く、それぞれ約3割と報告されています[1]。気胸に対して胸腔ドレーンを留置した症例では、胸郭からの空気だけでなく、外気が入ります。ドレーンを入れていて皮下気腫の増大を伴った呼吸状態の増悪（頻呼吸や二酸化炭素貯留、酸素化低下など）を認める場合には、ドレーンの閉塞、狭窄、位置異常がないかを固定位置と画像検査で確認する必要があります。

縦隔気腫

縦隔気腫の発生機序による分類を 図7 に示します[2]。医原性として、各種処置（内視鏡、気管挿管、中心静脈カテーテル留置など）で生じることがあり、処置後にはX線写真などで経過観察します。ICUでよく行われる経皮的気管切開術によっても、縦隔気腫が2.2 %[3]、皮下気腫が1.4 %、気胸が約0.8 %生じたと報告されています[4]。

消化管穿孔を除いて縦隔に空気が漏れる病態としては、気管に穴が開いている病態と、肺胞の破裂によって気管血管鞘（気管と肺動脈は伴走して鞘状になっている）を通り、中枢の心臓の方に空気が流れてくる病態（マックリン効果）が挙げられています[5]。最初の肺胞の破裂は、肺胞にかかる高い圧によって起きるとされます。肺胞が破裂して気胸にならない場合があるのは、臓側胸膜が破れておらず、胸腔には空気が漏れていないという理由です。

対処方法

ICUの人工呼吸患者に皮下気腫・縦隔気腫を認めた場合の対処方法は主に次の通りです。

バイタルサイン、ABCの確認・安定化をまず行う

Airway（気道）

特に気管切開後は、チューブの迷入を疑う必要があります。また、気管の損傷もバイタルサイン安定後に気管支鏡で適宜評価します。

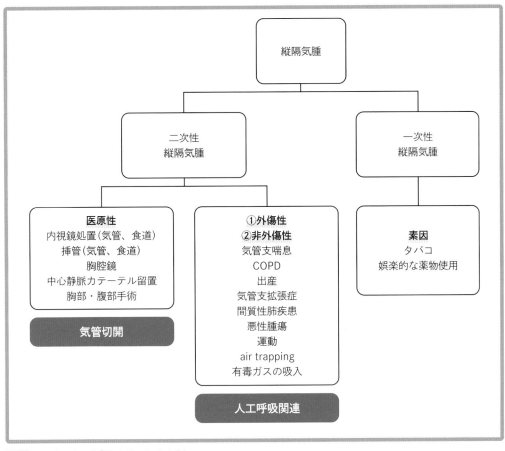

図7 縦隔気腫の分類（文献2より改変）

Breathing（呼吸）

　頻呼吸や呼吸補助筋（特に吸気）の使用などの強い吸気努力や、酸素化の増悪、二酸化炭素貯留を認める場合には、患者に何らかのトラブルが生じている可能性があります。人工呼吸器設定として酸素濃度を上昇させつつ、一回換気量と分時換気量の低下がないことを確認します。人工呼吸管理によって生じる縦隔気腫については次項で解説します。

Circulation（循環）

　末梢冷感や頻脈、血圧低下、チアノーゼ、乳酸値上昇などの循環不全を疑う所見がある場合には、ショックとして対応が必要です。緊張性気胸だけでなく、緊張性縦隔気腫という病態もあり、心臓の虚脱に至った場合には閉塞性ショックとなり得ます。緊張性気胸に対しては迅速な胸腔ドレナージ、緊張性縦隔気腫に対しては確立された方法はありませんが、胸骨正中切開や縦隔内へのドレナージチューブ留置、陰圧閉鎖療法などが報告されています[6]。

12
皮下気腫・縦隔気腫

状態により、必要に応じて介入します。

人工呼吸管理中の合併症としての縦隔気腫

　人工呼吸管理によって生じる縦隔気腫は、人工呼吸器関連肺損傷（ventilator-induced lung injury；VILI）のひとつである圧外傷（barotrauma）として考えられています。そのため人工呼吸患者の呼吸器設定では、圧設定（吸気圧やPEEP）を下げることがしばしば行われます[7]。

　鑑別診断の項で、縦隔気腫の原因となる肺胞の破裂は、肺胞にかかる高い圧によって起こると説明しました。これは人工呼吸器によっても起こりますが、患者に強い自発呼吸が生じても起こります。もともと肺障害（例えばARDS）がある患者が、強い自発呼吸によって肺障害が増悪する病態を自発呼吸関連肺障害（patient self-inflicted lung injury；P-SILI）と報告されています[8]。本稿の執筆段階（2022年2月）に流行しているCOVID-19では、P-SILIによる縦隔気腫が報告[9]されており、吸気努力抑制が有効である可能性があります。

まとめ

　人工呼吸管理に関連した皮下気腫・縦隔気腫について、胸部X線写真の特徴を中心に解説しました。明日からの臨床に役立つ内容となれば幸いです。

引用・参考文献
1) Aghajanzadeh, M. et al. Classification and Management of Subcutaneous Emphysema: a 10-Year Experience. Indian J Surg. 77(Suppl 2), 2015, 673-7.
2) Kouritas, VK. et al. Pneumomediastinum. J Thorac Dis. 7(Suppl 1), 2015, S44-9.
3) Lin, JC. et al. Extensive posterior-lateral tracheal laceration complicating percutaneous dilational tracheostomy. Ann Thorac Surg. 70(4), 2000, 1194-6.
4) Fikkers, BG. et al. Emphysema and pneumothorax after percutaneous tracheostomy: case reports and an anatomic study. Chest. 125(5), 2004, 1805-14.
5) Macklin, CC. Transport of air along sheaths of pulmonic blood vessels from alveoli to mediastinum: Clinical implications. Arch Intern Med(Chic). 64(5), 1939, 913-26.
6) Nene, RV. et al. Tension pneumomediastinum from opioid inhalation. Am J Emerg Med. 53, 2022, 281.e5-281.e8.
7) Gammon, RB. et al. Pulmonary barotrauma in mechanical ventilation. Patterns and risk factors. Chest. 102(2), 1992, 568-72.
8) Brochard, L. et al. Mechanical Ventilation to Minimize Progression of Lung Injury in Acute Respiratory Failure. Am J Respir Crit Care Med. 195(4), 2017, 438-42.
9) Sekhon, MS. et al. Spontaneous Pneumomediastinum in COVID-19: The Macklin Effect?. Am J Respir Crit Care Med. 204(8), 2021, 989-90.

みんなの呼吸器 Respica 2020年夏季増刊　増刊

オールカラー 「やりたいこと」がすぐできる！
人工呼吸器つかいこなし クイックリファレンスブック

公立陶生病院 呼吸器・アレルギー疾患内科 部長／救急部集中治療室 室長　横山 俊樹
公立陶生病院 臨床工学部 技師長　春田 良雄　編著

人工呼吸をイチから学び直す時間がない！そんなすべての医療職のために、Chapter.0〜3では人工呼吸器のモード・換気設定・医療安全などのオールラウンドで求められる知識を、Chapter.4〜6ではさらに深めたい人のための使いこなし術をギュッとコンパクトに解説！

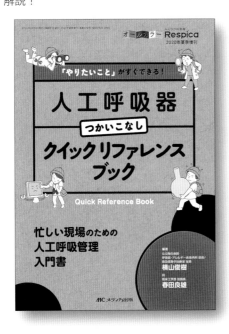

忙しい現場のための人工呼吸管理入門書

定価（本体5,000円＋税）
B5判／328頁　ISBN978-4-8404-7096-4
web 130172051（メディカ出版WEBサイト専用検索番号）

内容

MC メディカ出版　www.medica.co.jp

お客様センター 0120-276-115　本社 〒532-8588 大阪市淀川区宮原3-4-30 ニッセイ新大阪ビル16F

●**読者の皆様へ**

この度は本増刊をご購読いただき、誠にありがとうございました。Respica編集室では、今後も皆様のお役に立つ増刊の刊行を目指してまいります。つきましては、本書に関する感想・ご提案等がございましたら当編集室までお寄せくださいますようお願い申し上げます。

みんなの呼吸器 Respica（レスピカ） 2022年夏季増刊（通巻243号）

テクニックいらずの胸部X線（きょうぶ エックス せん）ヨミカタノート
人工呼吸管理中に見るべき変化がわかる！（じんこう こきゅうかんりちゅう み へんか）

2022年6月10日発行
定価（本体3,200円＋税）
ISBN978-4-8404-7746-8

乱丁・落丁がありましたら、
お取り替えいたします。

無断転載を禁ず。

Printed and bound in Japan

■編　　著　中島幹男（なかじまみきお）
■発 行 人　長谷川 翔
■編 集 担 当　末重美貴　鈴木陽子
■編 集 協 力　有限会社メディファーム
■装　　幀　株式会社創基 市川 竜
■イラスト　K's Design 谷村圭吾
■発 行 所　株式会社メディカ出版
〒532-8588 大阪市淀川区宮原3-4-30 ニッセイ新大阪ビル16F
【編集】　TEL 06-6398-5048
【お客様センター】TEL 0120-276-115
【広告窓口／総広告代理店】株式会社メディカ・アド TEL 03-5776-1853
【E-mail】　respcare@medica.co.jp
【URL】　https://www.medica.co.jp
■組　　版　株式会社明昌堂／イボルブデザインワーク
■印刷製本　株式会社シナノ パブリッシング プレス